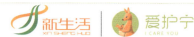 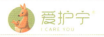 **爱护宁职业培训系列教材**

医疗护理员专业照护知识与技能

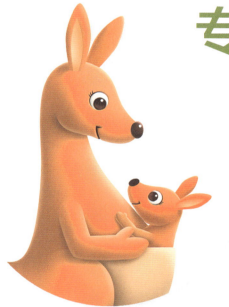

爱护宁职业技能培训学校教研室　编

广西科学技术出版社

·南宁·

图书在版编目（CIP）数据

医疗护理员专业照护知识与技能 / 爱护宁职业技能

培训学校教研室编 . —— 南宁：广西科学技术出版社，

2024. 12. —— ISBN 978-7-5551-2279-1

Ⅰ . R47

中国国家版本馆 CIP 数据核字第 2025SJ8554 号

医疗护理员专业照护知识与技能

爱护宁职业技能培训学校教研室　编

责任编辑：韦贤东　　　　　　　　　　责任校对：郑松慧

责任印制：陆　弟　　　　　　　　　　装帧设计：韦娇林　黄天月

出 版 人：岑　刚

出版发行：广西科学技术出版社

社　　址：广西南宁市东葛路 66 号　　　　邮政编码：530023

网　　址：http：//www.gxkjs.com

印　　刷：广西民族印刷包装集团有限公司

开　　本：720mm×1000mm　　1/16　　　字　　数：176 千字

印　　张：11.5

版　　次：2024 年 12 月第 1 版

印　　次：2024 年 12 月第 1 次印刷

书　　号：ISBN 978-7-5551-2279-1

定　　价：88.00 元

《医疗护理员专业照护知识与技能》
编委会

主　任：朱荣芬

副主任：黄水莲

主　审：李新萍

主　编：戴艳萍

编　委（按姓氏笔画排序）：

<table>
<tr><td>龙秀红</td><td>江锦芳</td><td>农芬艳</td><td>阮玉瑛</td><td>杨　丽</td></tr>
<tr><td>杨　起</td><td>陆柳雪</td><td>林　桦</td><td>欧阳敏儿</td><td></td></tr>
<tr><td>庞　春</td><td>钟艳华</td><td>黄　枫</td><td>蒋争艳</td><td>蒋艳斌</td></tr>
<tr><td>蒋晗晖</td><td>覃桂荣</td><td>覃琛媛</td><td>曾慧频</td><td>谭英葵</td></tr>
<tr><td>潘廷婷</td><td>戴艳萍</td><td></td><td></td><td></td></tr>
</table>

审　稿：戴艳萍　曾慧频　覃琛媛　谭英葵　陈建钢

拍　摄：李尚念　曾慧频　覃琛媛　阮玉瑛

以下单位参与本书编写

广西壮族自治区人民医院

广西医科大学第一附属医院

南宁市第一人民医院

钦州市妇幼保健院

广西卫生职业技术学院

广西工业职业技术学院

推荐序一

朱荣芬

在深耕照护行业的 22 年中，我亲身感受了无数令人动容和温馨感人的时刻，这些珍贵的经历不仅加深了我对医疗护理员的理解与敬意，也让我更加坚定地致力于对提升护理品质与人文关怀的追求。今日，我有幸向大家推荐这本具有里程碑意义的护理专业宝典——《医疗护理员专业照护知识与技能》。

本书不仅是一部汇聚护理知识的百科全书，还是一部诠释爱与关怀的心灵之作。它涵盖了内科、外科、母婴、老年、善终等多个护理领域，每一章节都凝聚了编者深厚的医学素养与丰富的实践经验。从呼吸系统、心血管、消化系统等内科疾病的精心护理，到骨外科、胃肠外科等外科疾病的周到照料，本书均有详尽而实用的指导。

我特别赞赏本书在母婴照护和老年照护方面所展现出的深厚底蕴与广阔视野，不仅关注妊娠期和产褥期妇女的健康状况，更体现了对新生儿和老年人细致入微的关怀。在老年综合征与老年问题照护部分，本书从认知、心理、慢性疾病等多个维度出发，呈现了一套全面而系统的照护方案，彰显了编者对护理事业的深邃洞察与对生命的无限尊重。

值得一提的是，本书还引入了源自荷兰的博组客护理理念，通过讲述博组客的故事以及介绍"奥马哈系统""洋葱模型"等先进理念，为我们提供了全新的护理视角与方法。这些国际前沿的护理理念与方法将进一步提升我国护理事业的专业化水平和人文关怀能力。

　　最后，我要特别强调本书对医疗护理员心理干预及职业生涯规划的高度重视。在这个充满挑战与机遇的时代，我们不仅要关注患者的健康状况，更要呵护医疗护理员的心灵与职业发展。本书为医疗护理员提供了宝贵的心理干预和职业规划建议，让医疗护理员在追求专业成长的同时，也能守护内心的宁静与平和。

　　我坚信，每一位翻开这本书的读者，都能深刻感受到医疗护理事业的核心价值——爱与关怀。而书中蕴含的智慧与力量，也必将感染每一位读者。让我们携手以爱与专业，共同守护患者的健康与幸福！

推荐序二

黄家悌

"工欲善其事，必先利其器。"作为患者和家属在照护需求上的依托，医疗护理员需要在每日的一线护理工作中，了解病人的健康问题并提供相应的照护。这份教材由经验丰富的专家编写，本书列举了常见的各种疾病患者的照护方式，兼具理论和实践，以期能引导每位医疗护理员完成优质的照护工作，是本不可多得的照护专业工具书。

在患者的康复之路上，医疗护理员的经验和专业知识一直是每位患者的重要守护力量。医疗护理员在患者康复过程中提供在床边的康复护理服务，以及帮助病人解决因病情带来的生活上方方面面的不便等，这能够缓解患者和家属不安的心情，并充分彰显了医疗护理员的服务价值。

我凭借在养老护理领域工作二十多年的心得，以及目前在荷兰提供整合性照护的最大非营利组织——博组客从事居家和社区护理的管理工作经验，深信"尽可能地帮助病人恢复独立自主的生活能力"是每一位从事护理、照护工作的同仁都认可的使命。患者能独立自主生活，不仅个人的生活质量能得到改善，提升自信心，还能降低家属的照护压力，这是优质护理体现的最佳成果之一。我们可预见未来社会对医疗护理员的需求会不断提升。正因为如此，本书的编写专家在每一类常见疾病患者照护中，精心整理了系统化的知识理论和工作流程，目的就是在帮助每一位从事医疗护理员的伙伴能更有效地协助患者应对各种疾病的挑战，守护他们的健康。

除了与老年人相关的各种疾病患者的照护，书中还编写了产妇和新生儿照护的章节，对妇女和婴儿可能产生的相关健康问题和对应的照护工作也有详细的介绍。中医是另一个国人比较关注的领域，书中也有部分与中医有关的康复照护知识。

对每位医疗护理员而言，想要找到符合自己专长、允许自我长期投入工作热情，又能有很好的未来职业发展规划的机会，着实不易。然而我们可以预测到，医疗护理员职业未来在国内将有着大量的需求，医疗护理员的工作有着充满潜力的发展前景。通过照护改善患者的生活自理能力和提高生活质量，同时减轻家属的照护压力，并得到家属的感谢和信任，为自己和社会创造价值，这是我们的初心，也是大家共同的愿景。

推荐序三

李新萍

俗话说"三分治疗，七分护理"，每一位医疗护理员都是患者康复之路上的守护者。对此，本人深有感触，医疗护理员不仅肩负着保障患者身心健康的重任，还承载着专业技能的传递。今天，我非常荣幸地向大家推荐一本极具价值的书——《医疗护理员专业照护知识与技能》。

《医疗护理员专业照护知识与技能》以其全面而深入的内容，为医疗护理员提供了宝贵的指导与参考。本书系根据国家有关部门印发和出台的《医疗护理员培训大纲（试行）》《医疗护理员国家职业标准（2024年版）》精心编写，确保了内容的权威性和实用性。全书从内科、外科、妇科、儿科、骨科、肿瘤、老年病科等常见病种的照护，中医的膳食、情志照护以及临终照护等多个方面，进行了详尽而系统的阐述。书中以实际操作为主，结合文字及配图说明，力求让读者一看就懂、一学就会。同时，书中还设置了岗位技能训练的操作流程，便于读者快速掌握，极大提高了学习者的操作技能水平。

本书还根据国际前沿的"整合式照护"理念，结合源自荷兰的博组客奥马哈国际护理分级系统，以患者为中心，关注患者的体验和满意度，为读者提供了全新的护理视角与方法，进一步提升医疗护理员的专业化水平和人文关怀能力。本书将会对医疗护理员行业产生深远的影响，引领医疗照护新风尚。

对于职业院校、行业学会、医疗机构及职业培训机构来说，《医疗护理员专业照护知识与技能》无疑是一本不可多得的培训教材。它不仅可以帮助学生和学员掌握医疗照护的知识和技能，还可以培养他们的职业素养和人文关怀精神，更为医疗护理员提供职业规划和发展路径。无论是即将踏入医疗护理员行业的初学者，还是有一定经验的专业医疗护理员，都能从这本书中获得宝贵的知识和启示。本书不仅是一本培训教材，更是一本引导医疗护理员如何转变照护观念，如何应用"整合式照护"模式提升服务品质的指南。

推荐此书，不仅因为它专业的知识和实用的操作技能，更因为它传递了一种精神——怀大爱心，做小事情。希望每一位读者都能从中受益，将这份爱与关怀传递给更多的人。

前言

随着医疗科技的飞速发展和人口老龄化趋势的加剧，医疗护理行业对专业人才的需求日益增长。医疗护理员作为医疗团队中不可或缺的一员，其专业素质和技能水平直接关系到患者的康复效果和医疗安全。在这样的背景下，编写一本系统、全面、实用的医疗护理员专业教材显得尤为重要。本教材旨在为广大医疗护理员提供一本权威的参考资料，帮助他们更好地掌握专业知识，提升实践技能，为医疗事业的发展贡献力量。

本教材通过详细阐述医疗护理的基本理论、技能操作、护理流程及实践案例分析等内容，帮助读者建立扎实的专业基础，掌握先进的护理技术和方法，提高护理质量和效率。同时，本教材还注重培养读者的职业道德素养和人文关怀精神，使读者能够在工作中更好地与患者沟通和交流，提供更为优质的护理服务。

本教材主要面向医疗护理员及相关专业的在校学生、在职医护人员，以及有志于从事医疗护理事业的广大读者。在内容设置上，本教材既注重基础理论的阐述，又强调实践技能的训练，旨在满足不同读者的学习需求。此外，本教材还运用通俗易懂的语言和生动有趣的案例，使读者在轻松愉快的氛围中掌握专业知识。

　　本教材共分为十五章，每章均围绕一个核心主题展开，具体内容涵盖医疗护理的基本理论、技能操作、护理流程、实践案例分析等方面。各章节的内容紧密相连，形成一个完整的知识体系，以便读者巩固所学知识，提高学习效果。

　　在编写过程中，我们注重以下四个方面的特色与创新。

　　1. 内容全面。涵盖医疗护理的各个方面，满足读者的多样化学习需求。

　　2. 注重实践。突出实践技能的训练，通过案例分析等方式加深读者对理论知识的理解和应用。

　　3. 通俗易懂。采用通俗易懂的语言和生动的案例，使读者在轻松愉快的氛围中掌握专业知识。

　　4. 图文并茂。教材中配有大量的图表，能帮助读者更好地理解和掌握相关知识。

　　本教材的编写团队成员来自高职院校及临床一线具有丰富教学经验和临床经验的医疗护理专家，他们在医疗护理领域具有深厚的学术造诣和实践经验，能够为读者提供权威、实用的专业指导。

　　在编写过程中，我们得到了许多高等职业院校、医院及专家学者和一线医护人员的指导和帮助，在此表示衷心感谢。同时，我们也期待广大读者在使用过程中提出宝贵的意见和建议，以便我们不断改进和完善本教材。我们相信，在大家的共同努力下，本教材将成为医疗护理员学习的重要参考资料，为医疗护理员事业发展作出更大的贡献。

　　　　　　　　　　　　　　　　　　　爱护宁职业技能培训学校教研室
　　　　　　　　　　　　　　　　　　　2024 年 8 月

目录

第一章 呼吸系统常见疾病患者照护

第一节 支气管哮喘患者照护

【导语】

支气管哮喘是一种常见的慢性呼吸系统疾病，以慢性气道炎症、气道高反应性和可变的气流受限为特征。表现为喘息反复发作、气急、胸闷或咳嗽等症状。照护支气管哮喘患者需要综合考虑多方面因素，从日常护理、饮食调理、药物使用到心理支持等多个方面进行全方位照护。

【学习目标】

1. 了解支气管哮喘疾病的概念。
2. 掌握支气管哮喘患者的照护。
3. 掌握支气管哮喘患者进行呼吸功能锻炼的常用方法。

一、支气管哮喘疾病的概念

支气管哮喘的特征是慢性气道炎症性、气道高反应性和可变的气流受限，患者可出现气道重构（重塑），是一种异质性较为明显的疾病，这也是患者需要个体化管理的重要原因。

二、支气管哮喘的常见症状

1. 喘息与呼吸困难。喘息是支气管哮喘最典型的症状之一，表现为呼吸时发出高调的哮鸣音；呼吸困难则是患者感到呼吸费力，无法满足身体对氧气的需求，表现为呼吸急促、呼吸深度增加或两者兼有。

2.咳嗽与咳痰。咳嗽是支气管哮喘患者常见的症状之一，尤其在哮喘发作前后更为明显；咳痰可能是气道炎症、分泌物增多或气道敏感性升高所致。

3.胸闷与胸痛。胸闷是支气管哮喘患者常有的主观感受，表现为胸部压迫感、憋闷不适；胸痛则较少见，但部分患者在哮喘急性发作时可能出现胸痛症状，这可能与气道痉挛、呼吸肌疲劳或胸膜受累有关。

4.呼吸急促。呼吸急促是支气管哮喘患者常见的体征之一，表现为呼吸频率加快，以满足身体对氧气的需求。呼吸急促的程度与病情严重程度呈正相关，严重时可导致患者无法正常进行言语交流。

5.夜间及凌晨发作。支气管哮喘的症状常在夜间及凌晨加重，影响患者的睡眠质量。这可能与夜间迷走神经张力增高、气道反应性增加以及睡眠时体位改变等因素有关。

三、支气管哮喘患者的照护要点

（一）环境调控与清洁

1.居住环境：为支气管哮喘患者营造一个温馨、舒适且有利于病情控制的居住环境；定期开窗通风，保持室内通风良好、空气新鲜，避免潮湿和霉变。

2.室内温度与湿度：保持室内温度适宜，避免过冷或过热，减少温度变化对患者呼吸道的影响；同时，控制室内湿度，避免过于干燥或过于潮湿，减少刺激呼吸道。

3.室内清洁：定期打扫房间卫生，清洁床单、被褥，避免灰尘、螨虫等过敏原的滋生。患者的衣物和床上用品应选用纯棉材质，以减少对皮肤的刺激。

（二）氧疗与呼吸管理

1.氧疗：根据患者的病情和医生的建议，合理安排氧疗，确保患者得到充足的氧气供应。

2.呼吸管理：教导患者正确的呼吸方式，如腹式呼吸等，有助于减轻患者呼吸困难。同时，鼓励患者进行深呼吸练习，以增强肺部功能。

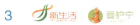

（三）用药指导与观察

1. 遵医嘱用药：确保患者按医嘱使用抗哮喘药物，包括吸入剂、喷雾剂、口服药物等。

2. 观察药物反应：密切观察患者用药后的反应，如是否出现过敏、心悸等不良反应，及时与医生沟通调整治疗方案。

（四）饮食调整与营养补充

1. 饮食调整：建议患者饮食以清淡、易消化为主，忌辛辣、油腻、生冷等刺激性食物；增加摄入富含维生素和矿物质的食物，如新鲜蔬菜、水果等。

2. 营养补充：根据患者的营养需求，适当补充蛋白质、脂肪等营养素，以提高机体抵抗力。

（五）休息与运动指导

1. 休息：保证患者充足的休息时间，避免过度劳累；在病情稳定时，可适当增加午休时间，有助于恢复体力。

2. 运动指导：根据患者的病情和身体状况，制订合适的运动计划。建议进行有氧运动，如散步、慢跑、游泳等。适量的运动有助于提高肺功能和增强机体免疫力。

（六）心理支持与安抚

1. 心理支持：支气管哮喘患者往往面临较大的心理压力，因此应给予患者充分的心理支持，帮助他们树立战胜疾病的信心。

2. 情绪安抚：在患者出现焦虑、恐惧等负面情绪时，及时给予安抚和疏导，避免情绪对病情的不利影响。

（七）避免变应原接触

1. 识别变应原：帮助患者识别并避免常见的变应原，如花粉、尘螨、动物皮毛等。

2.采取防护措施：建议患者在接触变应原时佩戴口罩、手套等防护措施，减少变应原对呼吸道的刺激。

（八）病情监测与记录

1.病情监测：定期监测患者的病情，包括哮喘发作的频率、持续时间、症状严重程度等，以便及时调整治疗方案。

2.记录病情：建议患者记录每日的病情变化和用药情况，以便医生更好地了解病情并制订个性化的治疗方案。

四、岗位技能训练：支气管哮喘呼吸功能锻炼（腹式呼吸训练）

【典型案例】

> 何某，女性，68岁，退休工人。诊断：支气管哮喘，长期受到呼吸困难和咳嗽的困扰。患者曾在多次哮喘急性发作时就医，尽管药物治疗能暂时缓解症状，但患者依然感到日常生活受到很大影响，尤其是在运动和活动时症状加重。在医生的建议下，患者开始尝试腹式呼吸训练，逐渐发现这一方法对病情有显著的改善效果。

（一）操作准备

根据患者情况取舒适的卧位或坐位，放松身体。

（二）操作步骤

1.吸气：将一只手放在腹部，另一只手放在胸部。用鼻子深吸气，努力让腹部隆起，感受膈肌的松弛和腹部的扩张（图1-1、图1-2）。

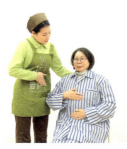
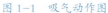

图 1-1　吸气动作图

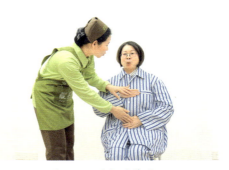

图 1-2　呼气动作图

2. 呼气：嘴唇呈鱼嘴状，缓慢呼气（吸气时间∶呼气时间 =1∶2），尽量收紧腹肌，让腹部下沉，同时感受肺部的排空。每次 5 ～ 10 分钟，每日 3 ～ 5 次。

（三）注意事项

1. 患者应根据自己的身体状况和呼吸情况调整呼吸节奏和深度，避免过度用力或屏气。

2. 患者可以在安静的环境下练习，逐渐适应后再在其他场合进行。

3. 如果在练习过程中出现胸闷、气短、头晕等不适症状，应立即停止练习并咨询医生。

第二节　慢性阻塞性肺疾病患者照护

 【导语】

　　慢性阻塞性肺疾病（以下简称"慢阻肺"）是一种慢性呼吸系统疾病，对患者的生活质量和健康状况有着显著影响。为了帮助患者更好地管理疾病，提高生活质量，本节将对患者心理关怀、日常饮食建议、呼吸锻炼、家居环境优化等方面进行全面指导。

【学习目标】

　　1.了解慢阻肺的概念。

　　2.掌握慢阻肺患者的照护要点。

　　3.掌握慢阻肺患者进行呼吸功能锻炼的常用方法。

　　4.教会慢阻肺患者有效排痰方法及注意事项。

一、慢阻肺的概念

　　慢阻肺是一种常见的、可以预防和治疗的疾病，其特征是持续存在呼吸系统疾病症状和气流受限，其中气流受限呈进行性发展，与气道和肺泡异常有关。

二、慢阻肺的常见症状

　　1.慢性咳嗽、咳痰。患者常常持续性咳嗽，尤其是在早晨。咳嗽可能伴有痰液，痰液可能是透明、白色、黄色或绿色，具体取决于感染或炎症的情况。

　　2.呼吸急促。最初患者在体力活动时感到呼吸急促，随着病情进展，可能在静息状态下也会出现呼吸急促。

　　3.喘息。患者可能会感到胸部紧迫，伴有喘息声，尤其在呼气时更为明显。

　　4.疲劳感。由于呼吸困难和缺氧，患者常常感到疲劳和虚弱。

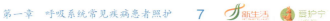

5.体重减轻。一些患者可能会出现不明原因的体重减轻，尤其在病情进展的后期。

三、慢阻肺患者的照护要点

（一）慢阻肺急性加重期的护理要点

1.吸氧治疗。在慢阻肺急性加重期，患者常因缺氧而出现呼吸困难、发绀等症状。因此，吸氧治疗是缓解缺氧症状的重要手段。医疗护理员应确保患者正确佩戴鼻导管或面罩，保持吸氧管道的通畅，避免扭曲、打折或压迫管道；同时，密切观察患者的吸氧效果，根据病情及时调整氧流量。

2.咳痰护理。咳痰是慢阻肺患者常见的症状，尤其在急性加重期。医疗护理员应指导患者掌握正确的咳痰方法，如深呼吸、用力咳嗽等。对于咳痰困难的患者，可采用叩背、体位引流等方法协助排痰（图1-3、图1-4）。同时，保持患者口腔清洁，预防呼吸道感染。

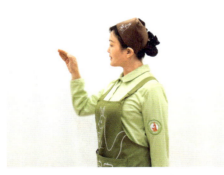
图1-3　叩背排痰手势

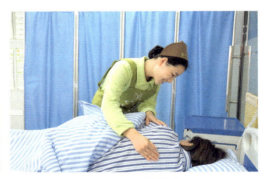
图1-4　叩背排痰

3.观察病情。定期测量患者的体温、脉搏、呼吸、血压等生命体征，观察患者呼吸困难、发绀、咳嗽、咳痰等症状有无加重；如发现异常情况，应及时报告医生并采取相应的处理措施。

4.饮食调整。在慢阻肺急性加重期，患者应选择清淡、易消化、富含营养的食物，如瘦肉、鱼、蛋、新鲜蔬菜和水果等；忌食用辛辣、油腻、生冷等刺激性食物。

（二）生活照护

1. 环境调整与清洁。保持室内空气清新，定期开窗通风，避免长时间待在烟雾或尘埃较多的环境中；定期打扫房间，清理灰尘，避免使用刺激性强的清洁剂进行打扫。

2. 饮食调整与营养。保证摄入足够的营养，多食用新鲜蔬菜、水果、全谷类食物等富含维生素和纤维素的食品，同时适量摄入优质蛋白质。

3. 规律作息与运动。患者应保持规律的作息时间，保证充足的睡眠，避免熬夜和过度劳累；患者可根据自身情况选择适合的运动方式，如散步、慢跑、打太极拳等，避免剧烈运动和过度劳累。

4. 戒烟。吸烟是慢阻肺的重要病因之一，因此戒烟是预防和治疗慢阻肺的重要措施。

（三）心理疏导

1. 倾听患者心声。有效的心理疏导首先需要建立良好的沟通关系，医护人员应耐心倾听患者的心声，了解他们的真实感受和需求。倾听可以让患者感受到被关心和被重视，从而增强其对治疗的信心。

2. 理解患者情绪。慢阻肺患者常常伴有焦虑、抑郁等情绪问题，护理员需要深入了解患者的心理状态，对他们的情绪变化保持敏感，并通过同理心去理解患者的痛苦和困扰；同时，要帮助患者正确认识和处理负面情绪，避免负面情绪影响疾病的治疗和康复。

3. 鼓励与肯定患者。在疏导过程中，医疗护理员应给予患者充分的鼓励和肯定，肯定他们的努力和进步，帮助他们树立战胜疾病的信心；同时，要引导患者关注自身的优点，增强自我认同感和价值感。

（四）居家照护

通过环境调整、饮食营养、规律作息、用药管理、呼吸锻炼及戒烟等措施的综合应用，可以有效缓解患者症状，提高生活质量。同时，定期复诊和与医生的沟通也非常重要，以便医生及时了解病情变化并调整治疗方案。

（五）异常情况的报告

发现患者出现咳嗽、呼吸困难加重、面色晦暗、口唇发绀，伴有发热、乏力等异常情况时，应立即报告医护人员。

（六）保持呼吸道通畅及呼吸功能锻炼

1. 保持呼吸道通畅的方法：每日定时开窗通风，确保室内空气质量；定期拍背或改变体位，有助于痰液排出；对于痰液黏稠的患者，可以适当服用祛痰药或使用雾化稀释痰液。保持口腔清洁，定期漱口，避免口腔感染。

2. 呼吸功能锻炼的 3 种方法。

（1）腹式呼吸法：采取仰卧或舒适的坐姿，放松腹肌，用鼻子吸气时腹部隆起，呼气时腹部内陷。这种呼吸方式有助于锻炼膈肌功能，提高肺功能。

（2）缩唇呼吸法：用鼻子吸气，然后做口哨状缓慢呼气，反复进行。这种呼吸方式有助于增加气道内压力，防止呼气时小气道过早塌陷。

（3）下肋式呼吸法：将双手放在肋骨下端并轻轻按压，然后撅起嘴巴缓慢呼吸，同时控制肋骨向内收缩。这种呼吸方式有助于增强肋间肌的收缩力，改善呼吸功能。

四、岗位专业技能实训：协助慢阻肺疾病患者有效排痰

【典型案例】

　　陈某，男，78 岁，退休工人。诊断：慢阻肺合并肺部感染。患者有多年的吸烟史，平均每日吸烟量达 20 支，已戒烟 5 年。2021 年起，患者逐渐出现活动后气短、咳嗽、咳痰等症状，且呈进行性加重。入院前 10 日，持续性咳嗽，开始咳白色黏痰，继而咳大量黄色脓痰。尽管入院后针对症状给予抗炎、支持等治疗，但痰液较多，不易排出，遵医嘱给予体位排痰，引流痰液。

（一）操作准备

1. 仪表端庄，着装整洁。

2. 洗手，戴口罩。

3. 物品准备：手消毒液，枕头数个（摆体位用）、痰袋、听诊器、水杯2个（1个盛冷水漱口用，1个接漱口水用）、纸巾（或纱布）、治疗单（卡）、记录单，必要时备震荡排痰仪。

4. 评估要点：患者病情、意识状态、肢体活动能力、心功能情况、咳痰能力、影响咳痰的因素、耐受能力、合作能力、有无手术、有无引流管等。

（二）操作步骤

1. 操作准备：核对床号、姓名、床头卡（腕带）。

2. 协助患者取正确体位（让病变部位处于高位，利于引流排痰），告知患者配合方法，妥善固定各种管道。

3. 根据患者情况选择排痰方法。

（1）有效咳嗽排痰。协助患者取正确体位，上身稍微向前倾；嘱患者缓慢深呼吸数次后，深吸气至膈肌完全下降，屏气数秒，然后进行2～3次短促有力的咳嗽，缩唇将余气尽量呼出，重复2～3次，休息或正常呼吸几分钟后可再重新开始。

（2）叩击排痰。叩击宜在餐前30分钟或餐后2小时进行；根据患者病变部位采取相应体位；避开乳房、心脏和骨突（脊柱、胸骨、肩胛骨）部位，力度适宜；叩击时五指并拢成空杯状，利用腕力从肺底由下向上、由外向内，快速、有节奏地叩击胸背部；边拍边鼓励患者咳嗽，每侧肺叶反复叩击1～3分钟。

（3）摇振法／胸部挤压排痰。摇振法为双手掌"握住"患者双肺，在呼气时摇振，每侧4～5次；胸部挤压为协助患者取侧卧位，站于患者身体斜后方，于患者吸气末呼气初，双臂循序渐进推压患者一侧肋间。

（4）机械排痰仪排痰。连接机械排痰仪电源；选择适当的叩击头，并在叩击头外罩一次性保护套；按"ON"键启动，选择排痰模式，调节频率、时间、强度；再次按"ON"键启动，手平稳地握住叩击头并引导叩击头从肺底由下向上、由外向内叩击，每个部位叩击 30 秒左右，然后移向下一个部位，直到叩击完整个胸廓，时间 5 ～ 15 分钟；观察仪器运行及患者的反应等情况；结束后鼓励患者咳嗽排痰。

（5）体位引流排痰。体位引流可在餐后 1 ～ 2 小时或餐前 2 小时进行。根据患者病灶部位和患者的耐受程度选择合适的体位。俯卧臀高位（或膝胸卧位）适用于病灶在双肺下叶后侧（图 1-5），左侧臀高位适用于病灶在右肺中下叶（图 1-6），右侧臀高位适用于病灶在左肺中下叶，仰卧臀高位适用于病灶在双肺上叶前段、右肺中叶、左肺下叶前段；若一侧肺部都有炎症，先上叶，后下叶；若有两个以左侧臀高上炎症部位，应引流痰液较多的部位，引流过程中密切观察病情变化，出现心律失常、血压异常等并发症时，立即停止引流，及时处理；辅以有效咳嗽或胸部叩击或摇振，及时有效清除痰液。

4. 协助患者漱口，再次评估肺部呼吸音情况。

5. 协助患者取舒适体位、整理床单，致谢。

6. 脱防护用品，洗手，记录。

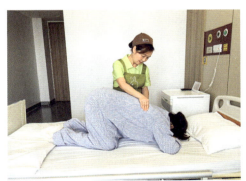

图 1-5 体位引流（膝胸卧位）

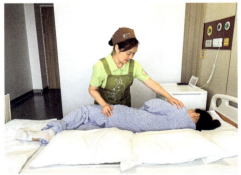

图 1-6 体位引流（左侧臀高位）

（三）注意事项

1. 体位引流每次时间不超过 30 分钟，每日 1 ～ 2 次；叩击法以每次叩击 5 ～ 15 分钟，每分钟 100 ～ 120 次为宜。

2.密切注意观察患者的情况，发现异常立即停止排痰，及时处理。

3.观察痰液的量、性质、颜色、性状、气味等。

4.操作过程中应使用防护栏，以保证患者安全。

5.体位引流禁忌证：收缩压＞220mmHg或＜80mmHg，舒张压＞110mmHg或＜40mmHg；严重心律失常；高颅压、严重癫痫；气胸、急性肺水肿、咯血、肺栓塞；胸廓或脊柱骨折、严重骨质疏松；呼吸功能不全，有明显呼吸困难和发绀。

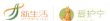

第三节 肺癌患者照护

【导语】

　　肺癌是我国最常见的恶性肿瘤，其发病率和死亡率在所有癌症中居首位，并且仍呈现出逐渐上升的趋势。医学技术的进步显著延长了肺癌患者的生存时间，对肺癌患者的照护需求也随之增加。本节旨在从专业的角度出发，深入解析肺癌的概念、常见症状及治疗、照护要点，以提高肺癌患者的生活质量。

【学习目标】

　　1. 了解肺癌的概念。
　　2. 了解肺癌的常见症状。
　　3. 掌握肺癌患者的照护要点。
　　4. 掌握如何协助护士进行术后胸腔闭式引流的护理。

一、肺癌的概念

　　肺癌也称支气管肺癌，是指源于支气管黏膜上皮或肺泡上皮的恶性肿瘤，根据起源部位可分为原位癌、中央型肺癌和周围型肺癌。肺癌患者发病年龄大多在 40 岁以上，以男性多见，但女性的发病率呈逐年上升趋势。肺癌无传染性，但具有一定家族聚集性和遗传易感性。

二、肺癌的常见症状

　　早期肺癌特别是周围型肺癌往往无明显症状，多在行胸部 X 线或 CT 检查时发现。肺癌的常见症状有原发性肿瘤本身局部生长引起的症状，原肿瘤压迫或侵犯邻近组织器官的表现，肿瘤远处转移引起的症状及肺癌的肺外表现等。

　　原发性肿瘤表现如下：

（1）咳嗽、咳痰是肺癌患者就诊时最常见的症状，早期为刺激性干咳或少量黏液痰。

（2）咯血。通常表现为痰中带血点、血丝或间断少量咯血，大量咯血少见。

（3）喘鸣、胸闷、气促。呼吸气流通过受压或部分阻塞形成的气管狭窄处可引起喘鸣，对不明原因反复出现局部喘鸣者尤应警惕。

三、肺癌患者的照护要点

临床上治疗肺癌常采取个体化、多学科综合治疗，包括化疗、放疗等非手术治疗及外科手术治疗。

（一）肺癌的非手术治疗（化疗）常见并发症及照护要点

1. 静脉炎、静脉栓塞照护。观察针头有无滑脱、药物有无外漏，一旦发生药物外渗，立即通知医生及护士停止药物输注，协助医护人员为患者提供冷敷、热敷等措施。

2. 胃肠道症状照护。①恶心呕吐者：治疗期间鼓励患者少食多餐，进食营养、清淡、易消化的流质或半流质食物；昏迷患者如发生呕吐，须仰卧头偏向一侧，以防止误吸。②腹泻者：观察化疗患者腹痛及排便情况，及时发现不良反应。

3. 预防脏器功能障碍。输液过程中嘱咐患者不可自行调节滴速；协助护士准确记录患者24小时药液的出入量，鼓励患者多饮水，以减轻化学治疗对患者重要脏器的毒副作用。

4. 皮肤黏膜的照护。告知患者禁止抓挠；对发生剥脱性皮炎者，应采取保护性隔离；指导患者保持皮肤清洁、干燥，注意个人卫生，穿宽松、棉质服装；睡前及三餐后漱口；保持病室整洁，减少不良刺激。

5. 脱发照护。协助患者洗头，若脱发严重，可建议患者将头发剪短或者剃头，协助患者选购合适的假发，减少因形象改变所致的负面情绪；关怀体贴患者，鼓励其说出自己的感受，并告知脱发只是暂时现象。

6. 骨髓抑制反应照护。①预防感染：应做好保护性隔离，加强病室空气消毒，减少探视。②护理出血：观察患者有无皮肤瘀斑、牙龈出血、血尿、血便等全身出血倾向。

（二）肺癌手术治疗的照护要点

1. 术前照护。①呼吸道准备：协助护士指导患者术前戒烟2周以上；协助患者进行腹式深呼吸、缩唇呼吸、有效咳嗽、咳痰和翻身，学会使用深呼吸训练器和吹气球等。②饮食照护：建立愉快的进食环境，保证充足的营养摄入，多补充高蛋白、高热量食物。

2. 术后照护。协助医护人员观察心电监护仪各项指标，如有异常立刻通知医护人员；观察患者伤口敷料是否干燥，有无渗血，发现异常及时报告医护人员。

（1）体位安置。根据手术部位及医护人员指导，协助患者采取正确体位。一般情况下，患者未清醒前取平卧位，头偏向一侧，以免吸入呕吐物、分泌物而致窒息或并发吸入性肺炎；清醒且血压稳定者，可改为半坐卧位，以利于呼吸和引流；避免采用头低足高仰卧位，以防横膈肌上抬而妨碍通气。

（2）呼吸功能锻炼。患者清醒后立即鼓励并协助其做腹式深呼吸、缩唇呼吸、有效咳嗽、咳痰和翻身拍背掌握要点。

（3）活动与休息。麻醉清醒后，鼓励患者床上活动，活动期间，应妥善安置胸腔闭式引流；护理员需协助患者下床活动，注意起床"三个30秒"——床上躺30秒，起来后床边坐30秒，下地后靠床站30秒。

（4）胸腔闭式引流术后的照护。观察引流液颜色、性状和量（图1-7），重点注意引流管内水柱波动，保持引流管通畅和密闭性，防止管道堵塞、打折和受压（图1-8）；拔管后24小时，应注意患者的呼吸情况，应及时报告医护人员；当管道意外脱落，应紧急处理并立即呼叫医护人员。

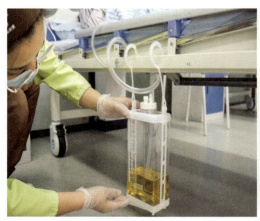
图 1-7　观察引流液

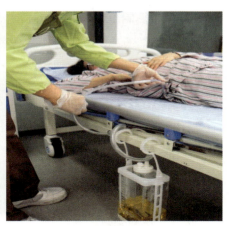
图 1-8　保持引流管通畅

四、岗位技能训练：肺癌术后胸腔闭式引流的照护方法

【典型案例】

> 　　林某，男，诊断为左上肺腺癌，前一日在全麻下行左上肺癌根治术，术毕安返病房，术中带回左胸腔闭式引流管两根，术口清洁，敷料干燥，无渗血渗液，胸腔闭式引流约 150mL。

（一）操作前准备

1. 仪表端庄，着装整洁。

2. 洗手，戴口罩。

3. 观察及护理要点。

（1）伤口情况：伤口敷料干燥，无渗血渗液。

（2）引流情况：管道密闭性；引流液的颜色、性状、量；引流是否通畅；管道意外脱落处理；拔管护理。

（二）胸腔闭式引流术后患者的病情观察及护理

1. 观察患者的生命体征、血氧饱和度，观察呼吸节律、频率、幅度。

2. 检查置管部位及手术部位有无渗血、渗液、皮肤过敏以及伤口敷料有无松脱、污染等。

3. 观察引流情况。

（1）保持管道密闭。①水封瓶始终保持直立，长管没入水中 3 ～ 4cm。②协助医护人员搬动患者时，先用止血钳双向夹闭引流管，防止空气进入。③放松止血钳时，先将引流瓶安置低于胸壁引流口平面 60 ～ 100cm，以防逆行感染。④随时检查引流装置是否密闭，防止引流管脱落。

（2）观察引流液的颜色、性状、量，气体逸出情况及水封瓶内水柱波动情况。肺癌术后引流液早期呈血色，之后逐渐变淡至淡黄色，引流量也会逐渐减少。发生下列情况时，应通知医生及护士处理：引流装置中出现大量鲜红血液、引流物浑浊或有沉淀、脓栓；术后引流患者血液量＞ 200mL/h；引流装置内大量气体突然逸出、气体逸出突然停止或气体持续逸出；患者的胸腔引流管扭曲或放置不当，导致堵塞和引流不畅，此时也会出现水柱无波动状态。

（3）保持引流管通畅。定时挤压引流管，防止引流管受压、扭曲和阻塞。患者取半坐卧位，定时改变体位，鼓励患者咳嗽和深呼吸，以利于胸腔内液体和气体的排出，促进肺复张。

（4）管道意外脱落处理。①若引流管从胸腔滑脱，立即用手捏闭胸壁伤口处皮肤，并立即通知医生及护士。②若引流瓶损坏或引流管从胸壁引流管与引流装置连接处脱落，立即反折患者身体端引流管，并呼叫护士。

（5）拔管护理。拔管后 24 小时内，应注意观察患者是否有胸闷、呼吸困难、切口漏气、渗液、出血和皮下气肿等状况，如发现异常及时通知医生及护士处理。

4. 评估与记录。

（1）请患者深吸气，用力咳嗽，观察水柱波动情况，注意引流瓶是否通畅。

（2）观察到胸腔闭式引流管内无水柱波动情况，一般为下列两种情形。

①病情好转：当患者胸部的气体排出，会出现水柱不波动的现象，此时是正常的，并且是一种相对良好的状态，说明患者的病情在逐渐好转。

②引流管堵塞：患者的胸腔引流管扭曲或放置不当导致堵塞和引流不畅时，也会出现水柱无波动状态，这种情况表明患者体内的气体没有完全排出，仍有残留物，需要进一步调整引流管，达到排气的目的。

（三）注意事项

1. 术后患者若血压平稳，应取半卧位以利引流。移动患者时，应注意保持引流瓶低于胸膜腔。

2. 水封瓶应位于胸部以下，不可倒转，维持引流系统密闭，接头固定。

3. 保持引流管通畅，注意观察引流液的量、颜色和性质，并做好记录。如引流液量增多，及时通知医生。

4. 拔除引流管后 24 小时内要密切观察患者有无胸闷、憋气、呼吸困难、气胸、皮下气肿等。观察局部有无渗血、渗液，如有变化，要及时报告医生处理。

第二章　心血管疾病患者照护

第一节　冠心病及介入诊疗术后患者照护

【导语】

冠心病是严重危害人类健康的常见病，会导致患者心肌梗死、心律失常或猝死。本节从冠心病的概念、症状、照护及病后管理进行阐述，帮助医疗护理员更好地照护患者。

【学习目标】

1. 了解冠心病的概念。
2. 熟悉冠心病的症状。
3. 掌握冠心病患者介入治疗后的照护。
4. 掌握医用沙袋压迫止血的操作技能。

一、冠心病的概念

由冠状动脉粥样硬化造成血管腔狭窄或阻塞，或（和）因冠状动脉功能性改变导致心肌缺血、缺氧或坏死引起的心脏病，称为冠心病。

二、冠心病的症状

（一）心绞痛

1. 表现为发作性胸骨后疼痛。疼痛常为压榨性，偶伴濒死感，可放射至左肩部。劳累、情绪激动、饱餐等常为发病诱因。

2. 疼痛部位主要在胸骨上段或中段之后。

3. 3～5分钟内经休息或含服硝酸甘油后逐渐消失，一般不超过15分钟。

4. 老年人无疼痛表现，可出现气急、憋闷或呼吸困难，常在心电图检查中发现。

（二）心肌梗死

1. 突然严重的心绞痛发作，伴有恶心、呕吐、大汗、心律失常。

2. 心前区疼痛剧烈且持续，范围更广，时间可达数小时至整天，休息和含服硝酸甘油后多不能缓解。

3. 猝死。心律失常是心肌梗死发生猝死的主要原因。

4. 急性左心衰竭，表现为持续胸闷憋气、气喘、不能平卧、伴咳泡沫痰、口唇发绀、烦躁、大汗等。

三、冠心病患者的照护

（一）心绞痛患者的照护

1. 给予低热量、低脂肪、低胆固醇和高纤维的食物，避免饱食，忌烟酒；保持排便通畅，切忌用力排便；注意休息，避免劳累，以免再次诱发心绞痛。

2. 注意观察用药后情况，如头晕、头痛、面红、心悸等，偶有血压下降；发现异常及时报告护士及家属。

3. 保持情绪稳定，对焦虑、紧张的患者给予心理支持，以减轻其心理负担从而减少发作。

（二）心肌梗死患者的照护

1. 休息和活动：保证充足的睡眠。第1日至第3日，必须卧床休息，进食、排便、洗漱、翻身等一切活动在护士指导下协助完成；第4日至第6日，卧床休息，可在床上活动，逐渐过渡到坐在床边；第7日至第14日开始在床边、病区内走动，床边完成洗漱，进食等活动，以不感到疲劳为限。

2.低盐、低脂饮食：进食富含维生素和适量纤维素的食物，忌辛辣等刺激食物，防止便秘；禁烟酒。

3.排便照护：第一周协助患者在床上排便，如有便秘，可服用缓泻剂或往肛门注入开塞露，以不让患者费力排便为原则，防止加重病情（图2-1、图2-2）。

4.心理照护：医疗护理员应给予心理支持，保持患者情绪稳定。

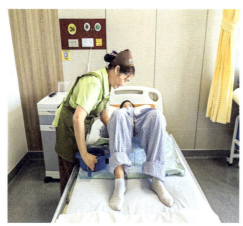
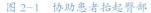
图 2-1　协助患者抬起臀部

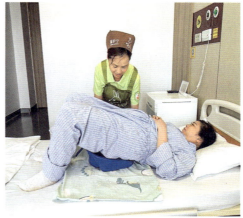
图 2-2　协助患者在床上排便

四、冠心病介入治疗后的照护

（一）术前照护

患者术前需训练床上排尿及憋气咳嗽等；做好皮肤清洁，特别是手术区，入导管室前排空大小便。

（二）术后照护

1.休息与活动。患者术后12小时需保持平卧，24小时后出血停止，病情允许时可鼓励患者尽早下床活动，防止血栓形成。如心绞痛患者无心肌坏死，心功能良好，术后24小时内恢复正常活动，1周后可运动。心肌梗死患者术后需要休息1个月以上，恢复期间不能参加运动。

2.患者需保持心情的舒畅，避免情绪激动；饮食清淡，鼓励患者 24 小时内多饮水，以加速体内造影剂尽快排泄。

3.观察有无心慌、胸闷、胸痛等，如有不适随时向医护人员汇报。患者若出现腰酸、腹胀，多为术后平卧、术侧下肢伸直 24 小时所致。

4.按医嘱用药，患者需长期服用的药物不能擅自停药。

（三）穿刺点的照护

1.预防出血。经股动脉穿刺的，穿刺点用沙袋加压包扎，压迫 6～8 小时，患肢伸直制动，平卧 24 小时，沙袋取下前，穿刺侧下肢不能活动（图 2-3）。经桡动脉穿刺的，采用自动加压设备，加压时间一般为 6～8 小时；1 周内穿刺侧手不能提重物（图 2-4）。

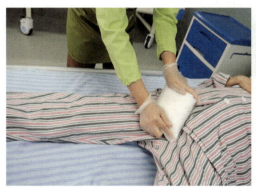
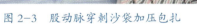
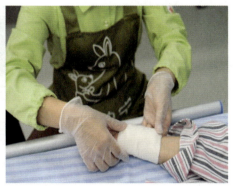

图 2-3　股动脉穿刺沙袋加压包扎　　　图 2-4　桡动脉穿刺沙袋加压包扎

2.注意观察穿刺部位有无红肿、疼痛及渗血，穿刺点皮肤保持干燥。

3.注意术侧肢体有无疼痛，防止下肢深部静脉血栓形成。

五、岗位技能训练：医用沙袋压迫止血操作

【典型案例】

　　张某，男，62 岁，既往有高血压、糖尿病（Ⅱ型）病史，因阵发性心前区疼痛 1 小时入院，入院后行心电图（ECG）检查显示窦性心律，

ST 段轻微抬高，考虑心肌缺血。冠状动脉造影：发现左前降支（LAD）中段狭窄约 70%，右冠状动脉（RCA）无明显狭窄。诊断：冠状动脉粥样硬化性心脏病（冠心病），左前降支狭窄。进行冠心病介入术后 3 小时。

（一）操作前准备及评估

1. 仪表端庄，着装整洁，洗手，戴口罩。

2. 物品准备：相应重量的沙袋、无菌纱布、绷带、胶布手套（必要时）。

3. 评估要点：评估患者穿刺点及周围皮肤情况；评估沙袋的完好性。

（二）操作流程

1. 携用物至床旁，核对床号、姓名、手腕带。

2. 用塑料薄膜将选择好的沙袋包好，防止伤口渗血渗液而浸湿沙袋。

3. 在沙袋与伤口或者是切口敷料之间放置 2～3 层纱布，以防止沙袋污染伤口或者敷料。

4. 将医用沙袋放置在穿刺点的位置上，用绷带或其他材料将沙袋固定住，保持压力。

5. 检查穿刺点是否已经停止出血，如果出血没有停止，可同时进行其他的止血措施。

6. 定期检查沙袋的位置是否正确，沙袋有无滑落，以确保沙袋的使用效果。

（三）注意事项

1. 使用清洁布或湿纸巾擦拭沙袋表面，确保沙袋表面干净。

2. 医用沙袋压迫止血要严格掌握压迫时间，常规为 6 小时，最长不超过 24 小时。

3. 检查沙袋是否有破损或磨损，如发现问题应及时更换。

第二节　心力衰竭患者照护

【导语】

　　心脏是维持生命最重要的器官，患者一旦出现心力衰竭，生活质量会受到严重影响，甚至随时会有生命危险。本节对心力衰竭的定义、临床表现及照护进行阐述，旨在为医疗护理员讲解专业照护方法，以帮助患者提高生存质量，改善生活质量。

【学习目标】

　　1. 了解心力衰竭的概念。

　　2. 熟悉心力衰竭的临床表现。

　　3. 掌握心力衰竭患者的照护要点。

一、心力衰竭的概念

　　心力衰竭是各种心脏结构或功能性疾病导致心室充盈及（或）射血功能受损而引起的心排血量不能满足全身组织基本代谢需要的综合征，主要表现为呼吸困难、活动受限、水肿等。心力衰竭按发生过程可分为急性和慢性两种，按发生的部位可分为左心衰竭、右心衰竭和全心衰竭。

二、心力衰竭的临床表现

（一）急性心力衰竭

　　急性心力衰竭表现为肺水肿，患者突然出现严重呼吸困难、气急，端坐呼吸频频咳嗽、常咳出粉红色泡沫样痰。发作时患者严重烦躁不安、面色灰白、口唇发绀、大汗淋漓、心率和脉搏加快。

（二）慢性心力衰竭

1.左心衰竭。

（1）呼吸困难：左心衰竭最常见的症状。发生在重体力劳动时称为"劳力性呼吸困难"；夜间突发称为"夜间阵发性呼吸困难"，即在熟睡后，突然胸闷、气急，被迫坐起，严重时平卧也出现呼吸困难，被迫采取半卧位或坐位，严重者可出现急性肺水肿，表现为呼吸困难。

（2）咳嗽、咳痰、咳血：咳嗽是左心衰竭的主要症状之一，痰液呈白色泡沫状，有时带血而呈粉红色泡沫状。

（3）其他症状：可出现发绀、夜尿增多、倦怠、乏力，严重时出现嗜睡、烦躁，严重病例可发生昏迷。

2.右心衰竭。

（1）食欲不振、恶心、呕吐、腹胀、便秘、尿少、肝区胀痛或出现黄疸等。

（2）呼吸困难，常伴有乏力、疲乏、头昏、心慌等。

（3）凹陷性水肿，发生在身体下垂部位，严重者全身水肿。

（4）发绀。

三、心力衰竭患者的照护要点

1.环境：保持病房安静舒适，减少和避免任何不良刺激，保障身心得到休息。

2.饮食：低盐、低脂、高维生素饮食，多吃富含纤维的食物以利通便，忌烟酒。

3.休息与活动：心衰患者应注意休息，应限制体力活动，停止比较剧烈的运动，每日需有充足的休息时间，夜间睡眠采用高枕卧位（图2-5）。严重者应绝对卧床休息，取半卧位为宜。急性发作期心力衰竭患者，取端坐位（图2-6），使双下肢下垂，减少静脉血回流心脏。患者日常生活应由专人照护，病情允许时应鼓励患者早期下床活动；心功能恢复后，先从事轻体力工作，避免重体力活动和过度疲劳。

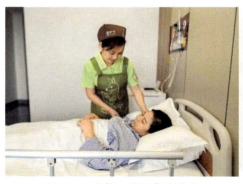

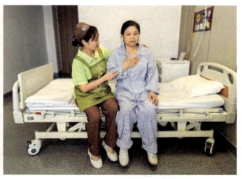

图 2-5　吸氧、夜间高枕卧位　　　　　　　图 2-6　吸氧、端坐位

4.病情观察：倾听患者诉说不适或症状好转，观察用药后患者情况，如呼吸频率和深度、意识、精神状态、皮肤颜色、有无水肿及温度的变化，记录24小时液体出入量；患者吸氧时注意保持吸氧管通畅。

5.排便的护理：因用力排便时腹压骤增，大量静脉血液回到心脏使心脏负荷增加，所以应保持患者大便通畅，防止诱发心力衰竭或使心衰加重，通常可给缓泻剂，如乳果糖；患者不习惯在床上使用便盆时，可使用床边便椅。

6.心理疏导：引导患者保持平静乐观的态度，通过谈话、看报、听音乐等方式转移患者注意力，减少不良刺激与诱因。

四、岗位技能训练：协助心力衰竭患者在床上排大便

【典型案例】

> 　　张某，女性，72岁。反复胸闷、气短20余年，有便秘史，患者加重伴呼吸困难1周而入院。患者入院时气促乏力，面色苍白，口唇青紫，出汗多，咳嗽，吐泡沫样痰，查体血压为170/100mmHg，心率120次/分钟，心界向左下明显扩大（左心代偿性肥大），诊断为急性左心衰的表现，既往有高血压病史。

（一）操作前准备及评估

1.仪表端庄，着装整洁，洗手，戴口罩。

2. 病房整洁、舒适，温度适宜，有隔帘遮挡，请无关人员离开。

3. 物品准备：一次性中单、卫生纸、便盆、一次性手套、开塞露（必要时使用）。

4. 评估要点：评估患者病情、心功能情况，最近大便情况，有无便秘等。

（二）操作流程

1. 携用物至床旁，核对床号、姓名，核对患者腕带。

2. 在患者臀下垫一次性中单，协助患者松开裤头，将裤子脱至膝下，将便盆放于患者臀下（便盆使用前用温水冲洗后擦拭干净），嘱患者屈膝。一只手托起患者腰骶部，同时嘱其抬高臀部；另一只手将便盆放于患者臀下，便盆宽边朝向患者头部。对不能自主抬高臀部的患者，先帮助患者侧卧，一只手扶住便盆紧贴患者臀部，另一只手帮助患者恢复平卧位，不可硬塞、硬拉便盆，必要时在便盆边缘垫软纸或布垫，以免损伤患者皮肤。

3. 便后及时将便盆取出，协助患者擦净粪便，必要时给予冲洗会阴部及肛门处，保持清洁舒适。

4. 安置患者：帮助患者整理衣服，整理床单位，安置舒适卧位，询问患者的感受，拉起床栏，把床头铃交给患者，致谢。

5. 整理用物：清洗便盆，用物归位放置，洗手，脱口罩。

6. 记录患者大便的颜色和量，有异常及时报告护士。

（三）注意事项

1. 使用便盆时，注意放入和取出时要将患者臀部抬高，切忌拖、拉便器，导致患者臀部擦伤或压疮。

2. 以不让患者费力排便为原则，便秘者避免过度用力或屏气，必要时排便前往肛门注入开塞露，以免诱发心律失常。

3. 始终陪在患者身边，注意观察患者有无面色苍白、冒冷汗、胸闷、心慌及呼吸困难等不适，如有不适，及时报告护士。

4. 向患者及家属讲解正常排便习惯的重要性。

第三章　消化系统疾病患者照护

第一节　胃癌患者照护

【导语】

　　胃癌作为一种严重的消化系统恶性肿瘤，给患者及其家庭带来了沉重的生活与心理负担。它不仅侵害患者的身体健康，更深刻影响其心理状态。本节将从专业护理视角出发，探讨治疗过程中的关键照护环节，以及患者日常生活的照护策略。通过科学、细致的照护，医疗护理员能够帮助胃癌患者积极应对疾病挑战，提升生活质量。让我们以专业知识为基石，以真诚关怀为纽带，为胃癌患者提供全面专业照护，共筑抗癌防线。

【学习目标】

　　1. 了解胃癌的概念。

　　2. 了解胃癌的临床症状和治疗方式。

　　3. 掌握胃癌患者的照护要点。

一、胃癌的概念

　　胃癌是源于胃黏膜上皮的恶性肿瘤，是常见恶性肿瘤之一。男性发病率和死亡率高于女性，中老年居多。55 ～ 70 岁为高发年龄段。

二、胃癌的临床症状

　　胃癌早期通常无症状，随着病情进展，患者可出现上腹部痛，常伴有纳差、厌食，体重下降。贲门癌可出现吞咽困难，胃窦癌出现恶心、呕吐，溃疡型胃癌出现黑粪或呕血。当胃癌转移至骨骼时，可有全身骨骼剧痛；转移至肝时，可引起右上腹痛、黄疸和（或）发热；转移至肺时，可引起咳嗽、咯血、呃逆等。

三、胃癌的治疗方式

胃癌治疗方式主要包括手术治疗、化学治疗和内镜下治疗。手术治疗是目前唯一可能的根治方法，其效果取决于病期、侵害程度和扩散范围；化学治疗利用抗肿瘤药物辅助手术，旨在抑制癌细胞扩散并提高手术效果；内镜下治疗适用于早期胃癌，特别是黏膜内癌，具有创伤小的优点。

四、胃癌患者的照护要点

1. 疼痛时的照护。疼痛常与癌细胞浸润有关，需密切观察疼痛的性质、部位，以及是否伴随恶心、呕吐、吞咽困难、呕血及黑便等症状；帮助指导患者合理使用止痛药，提高自我疼痛管理能力。

2. 心理照护。安抚并引导患者运用适当的心理防御机制，保持乐观态度，以积极心态面对疾病。

3. 饮食调理。胃癌根治术后，患者需适应残胃体积，建议少量多餐，每日 3～5 餐，逐渐增加食量；选择高营养、无刺激性的食品，如薏苡仁粥、糯米粥，辅以鲜肉、鲜蛋、鲜蔬菜和水果。患者饭后如有恶心、呕吐，可尝试稍作休息或散步缓解；若无法缓解，应立即告知医护人员。

4. 胃癌术后倾倒综合征的观察与应对。胃癌术后倾倒综合征分为早期和晚期两类；早期症状包括心慌、出汗、无力等，可通过调整饮食和生活习惯改善；晚期症状表现为低血糖症状，需调整饮食结构，增加蛋白质比例，减少碳水化合物摄入。

5. 化疗期间护理。化疗可能引起患者恶心、畏食等不良反应，应选择易消化、新鲜食品，并在化疗前后给予镇吐剂；提供半流质或流质饮食，避开化疗药物高峰时间进餐；指导患者保持规律作息，保证充足睡眠，适量活动，增强抵抗力；注意患者个人卫生，特别是体质衰弱者，应加强口腔、皮肤黏膜的护理，预防继发性感染。

第二节　大肠癌患者照护

【导语】

　　大肠癌是消化系统常见的恶性肿瘤，对患者的生活质量和健康状况构成严重威胁。本节将指导如何为大肠癌患者提供专业细致的照护，包括日常护理、心理关怀以及营养支持等方面，旨在减轻患者痛苦，提高其生活质量，帮助患者以积极的心态面对治疗与康复过程。

【学习目标】

　　1.了解大肠癌的概念。

　　2.了解大肠癌的危险信号（相关因素）。

　　3.熟悉大肠癌的临床表现及患者照护要点。

　　4.掌握协助大肠癌患者康复期的自我健康管理和更换造口袋的技能。

一、大肠癌的概念

　　大肠癌包括结肠癌及直肠癌，是消化道常见的恶性肿瘤之一，近年来发病率呈明显上升趋势。大肠癌的发病率随年龄的增长而逐步上升，发病的性别差异不大。

二、大肠癌的危险信号

　　大肠癌的早期症状多不典型，易误诊。如果能对可疑病例的征象及时进行认真检查，并高度警惕直肠癌的危险信号，则可提高早期诊断率。

　　1.排便习惯改变。在正常情况下，每人都有比较固定的排便习惯，如每日1～2次或2天1次，且会在较固定的时间排便。当长期形成的排便规律突然有了不明原因的变化则应引起重视，如有排便不尽（即"里急后重"）的情况更应及时到医院就诊。

2. 大便的性状呈鼻涕状、血性黏液状。

3. 出现不明原因的贫血、腹痛等症状，当有梗阻存在时还会有腹胀、恶心、呕吐的现象。

4. 腹泻与便秘交替，解便有梗阻感时，应引起高度重视。

三、大肠癌的临床表现

大肠癌临床表现多样，结肠癌常有肠道刺激症状、肠梗阻、腹部肿块及全身症状，左、右半结肠癌各有特点；直肠癌则表现为排便习惯改变、便血、肠梗阻及晚期症状。

四、大肠癌的治疗

大肠癌治疗方式多样，以手术治疗为主，辅以化疗、放疗等综合治疗。手术治疗包括根治性手术和姑息性手术。根治性手术根据肿瘤位置和情况，分为不同的切除术式，如右半结肠切除术、横结肠切除术等，旨在完全切除肿瘤及其相关组织；姑息性手术则针对无法切除的晚期肿瘤，旨在解除梗阻等症状。非手术治疗方法包括化疗、放疗、中医治疗等。

五、大肠癌患者的照护要点

1. 术前需关注患者心理，为其提供营养支持，做充分的肠道准备。女性患者还需进行阴道冲洗，并在手术日晨留置尿管。

2. 术后护理包括病情观察、体位调整、维持有效的胃肠减压和腹腔引流、饮食护理、保持会阴部清洁、留置尿管的护理以及肠造口的特别护理。

3. 对于肠造口患者，需帮助他们正视并参与造口护理，同时加强对造口的观察和保护，指导患者正确使用造口袋。

六、康复期的自我健康管理指导

1. 心理康复。应给予患者情感支持，鼓励其尽早学习肠造口的护理方法，并参与社交活动，提高患者重返社会的信心。

2.饮食照护。在饮食方面，患者应保持多样化均衡饮食，避免难消化、有异味、易腹泻或阻塞造口的食物。同时，控制胃肠胀气也是关键，应避免不良习惯，不吃引起肠胀气的食物。

3.造口护理。造口处皮肤应使用温和的溶液清洗，保持皮肤清洁干燥。每次更换造口袋时，要洗净排泄物，并使用清水或中性肥皂清洗周围皮肤，防止皮肤受到刺激。选择合适的造口袋和造口产品，减少因用具配合不良造成的不适。

4.造口并发症照护。造口刺激性皮炎、过敏性皮炎、机械性皮炎等都是常见的并发症，需要采取相应的护理措施进行预防。对于造口狭窄、旁疝、回缩和脱垂等问题，要及时报告医护人员，及时采取相应的处理措施。

七、岗位技能训练：更换造口袋

【典型案例】

> 李某，男，退休教师，65岁。经过全面的术前评估和准备，李某接受了标准的直肠根治性手术，并在术后进行了相应的化疗和放疗。李某因直肠接受了手术治疗，术后形成永久性结肠造口，需要定期更换造口袋。

（一）操作前准备及评估

1.仪表着装：确保仪表端庄，着装整洁，以展现专业形象。

2.洗手与防护：操作前需洗手，并佩戴口罩，确保操作卫生与安全。

3.物品准备：准备所需用物，包括手消毒液、造口袋、夹子或橡皮筋、造口度量尺、剪刀、治疗碗1（盛镊子、生理盐水或温开水、棉球）、治疗碗2（盛干纱布数块）、棉签、一次性治疗巾、手套、卫生纸、盛污物容器等。

4.评估要点：评估患者对造口的接受程度及造口护理知识的了解程度；观察造口的功能状况及周围皮肤情况；评估患者心理接受程度及自理程度，以决定给予的护理方式；向患者解释操作目的，取得其配合。

（二）操作流程

1. 核对与准备：携用物至患者床旁，核对床号、姓名等信息，确保准确无误。

2. 体位与暴露：告知患者配合方法，关闭门窗遮挡患者，协助其取仰卧位，暴露造口部位。

3. 撕下旧造口袋：戴手套后，一手轻按腹壁，一手从上至下缓慢撕下旧造口袋，观察内容物情况，并妥善处理。

4. 清洁与干燥：使用卫生纸擦去造口及周围残留的排泄物，用湿棉球擦拭干净造口及周围皮肤，然后用纱布轻轻擦干。

5. 测量与裁剪：用造口度量尺测量造口的大小和形状，按测量的尺寸裁剪造口袋底板，并试戴，确保尺寸合适（图 3-1）。

6. 粘贴与固定：将造口袋贴上，确保无皱褶、粘贴牢固，并用夹子或橡皮筋扣紧开口（图 3-2）。

7. 告知与引导：告知患者造口特点及注意事项，减轻其恐惧感，引导其主动参与造口自我管理。

8. 整理与致谢：助患者取合适体位，整理床单元和用物，并致谢。

9. 洗手与记录：操作结束后洗手，并详细记录操作过程及患者反应。

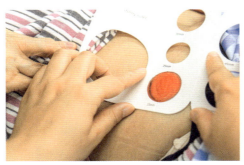

图 3-1　测量造口尺寸

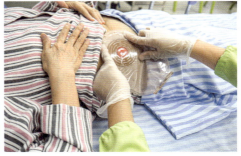

图 3-2　更换造口袋

（三）总体评价

1. 物品整理：按消毒技术规范要求分类整理使用后的物品，确保物品清洁有序。

2. 患者指导：正确指导患者关于造口管理的重要性及注意事项，告知患者自我护理的必要性。

3. 沟通态度：语言应通俗易懂，态度要和蔼可亲，确保与患者沟通有效。

4. 操作熟练度：评价操作过程是否熟练、规范，是否符合操作原则。

（四）注意事项

1. 皮肤保护：在撕离旧造口袋和粘贴新造口袋时，要注意保护患者皮肤，防止皮肤损伤。

2. 防污染：更换造口袋时要防止袋内容物排出，以免污染周围环境及患者衣物。

3. 产品使用：如使用造口辅助用品，应在使用前认真阅读产品说明书，遵循使用方法。

4. 观察与记录：教会患者观察造口周围皮肤的血运情况，并定期手扩造口，防止造口狭窄，同时做好相关记录。

第三节　消化道出血患者照护

【导语】

　　消化道出血是消化系统主要疾病之一，出血量多时会危及生命，严重危害患者的身体健康。治疗效果与照护的关系极为密切，因此，医疗护理员需要熟悉消化道出血概念，掌握临床表现及照护方法，结合患者的身心、社会需要，才能够为该患者制订合理的照护方案，帮助和鼓励患者度过疾病的危险期，增强他们战胜疾病的信心，以利于患者的康复。

【学习目标】

　　1. 了解消化道出血的概念和症状。

　　2. 掌握消化道出血患者的照护要点。

　　3. 掌握胃肠减压照护技能。

一、消化道出血的概念和症状

　　消化管道的病变、溃疡、炎症、息肉、结核、肿瘤，随着病情的演变而累及黏膜下层的血管或者瘤体的破裂，导致血液涌入消化腔的管道当中，临床上称作消化道出血。消化道出血是消化性溃疡最常见的并发症，患者出血量超过 1000mL 时，会发生眩晕、出汗、血压下降和心率加快，在 0.5 小时内出血量超过 1500mL 会发生休克。

　　消化道出血的主要症状包括呕血、黑便、便血等，以上消化道出血较多见，出血量可以达到 500mL 或者是多次的出血累计可超过 1000mL。出血部位主要表现在食管、胃、十二指肠等部位，患者会感到头晕、乏力、口渴，严重时会出现休克现象。

二、消化道出血患者的照护要点

1.环境：室内保持适宜的温度、光线，空气流通。

2.饮食：出血量比较大的时候，需要禁食、禁水，病情平稳、缓解后逐渐恢复进食，先吃小量、柔软、易消化的食物，如果没有明显不适或疾病加重，可逐渐、缓慢恢复正常饮食。忌粗糙、过冷、过热、过酸等刺激性食物或饮料；因豆浆和牛奶含钙及蛋白质较高，可刺激胃酸分泌增加，不宜多饮。

3.休息：消化道出血的患者建议严格卧床休息，不要随意下床活动。有呕血症状的患者，建议侧卧位，不能平躺，避免突然呕血误入气管而引起窒息的风险；下消化道出血的患者，对体位要求不大，可以舒适体位为主；帮助卧床患者按摩双腿，嘱其在病情允许的情况下主动做抬腿、踝关节的伸屈、旋转等运动，避免长期卧床而导致静脉血栓等并发症。

4.口腔及皮肤清洁：消化道出血患者不便下床，医疗护理员应帮助患者洗漱、清洁身体，每日餐后漱口；如有呕血，呕吐后及时给予漱口；每日用温热、清洁的毛巾擦拭面部和身体，保持患者舒适。

5.心理照护：及时和患者沟通，解答其疑问，必要时解释疾病原因和病情控制情况。消化道出血患者本身恐惧感和压力较大，要帮助其客观地了解情况，避免猜疑产生的心理压力，同时要多安慰、支持和鼓励患者，让其感觉温暖和有依靠，帮助患者渡过难关。

6.密切观察病情变化：注意记录患者每日的出入量，如进食量、胃肠减压引出量、尿量、出血量等情况，密切观察患者体温、血压、呼吸、心率等变化情况，如有异常及时向医护人员反馈。

三、岗位技能训练：胃肠减压的照护技能

【典型案例】

刘某，男性，64岁，上腹部胀痛、不适，解黑便4天，呕血2小时。

（一）操作前准备及评估

1. 仪表端庄，着装整洁，洗手，戴口罩。

2. 用物准备：棉签、石蜡油、水、纸巾、手套。

3. 评估要点：患者嘴唇是否干燥。

（二）照护流程

1. 胃肠减压期间，患者应禁食和停口服药，若需从胃管内注入药物应夹管 1 ~ 2 小时，以免注入药物被吸出。

2. 妥善固定胃管减压管，避免受压、扭曲，并留有一定的长度，以免翻身或活动时胃管脱出或移位。进行胃肠减压（图 3-3）时负压吸引器应低于头部。

3. 保持胃管通畅，维持有效负压，负压吸引器压力值为 5 ~ 7kPa，保持有效引流，如使用一次性负压引流装置，负压引流装置要处于负压状态。经常挤压胃管，避免发生引流管堵塞。每隔 2 小时使用 10 ~ 20mL 生理盐水冲洗胃管。

4. 观察引流液的颜色、性质和排出的量（图 3-4），并做好记录。观察引流液中是否有血块，如有血块及时向医护人员报告。

5. 做好口腔护理，防止口腔溃疡、口腔炎、腮腺炎及呼吸道感染。必要时给予雾化吸入和向插管鼻腔滴石蜡油，以帮助患者咳出痰液和减少胃管对鼻黏液的刺激。

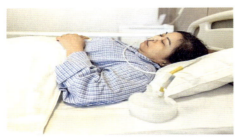

图 3-3 胃肠减压

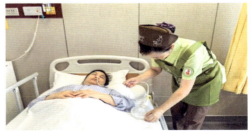

图 3-4 观察胃内引流物

（三）注意事项

1. 禁止患者自行冲洗胃管。

2. 引流装置内引流液满时及时倾倒。

第四章　泌尿系统疾病患者照护

第一节　尿毒症患者照护

【导语】

　　尿毒症指的是肾衰竭的终末期，肾脏基本功能丧失，出现代谢异常及其他一系列症状。目前尿毒症治疗方法有三种：血液透析、肾移植、腹膜透析。本节旨在从专业的角度出发，解析尿毒症患者的临床表现及照护要点，帮助护理员给予患者正确的照护，减轻患者痛苦，提高生存质量。

【学习目标】

　　1. 了解尿毒症的概念。

　　2. 了解血液透析、肾移植、腹膜透析的区别。

　　3. 掌握尿毒症患者的照护要点。

　　4. 掌握腹膜透析的操作方法。

一、尿毒症的概念

　　尿毒症即急性或慢性肾功能衰竭晚期，患者体内水电解质、酸碱平衡紊乱，肾脏内分泌功能失调，大量代谢产物和毒性物质蓄积，从而引起一系列全身中毒症状。

二、血液透析、肾移植、腹膜透析的区别

　　1. 血液透析：利用血液透析设备（图 4-1），将体液中的废液和过多的水

分通过人工膜过滤，将血液净化，达到清除毒素、调节血压、缓解水肿等症状，挽救患者急性或者慢性肾功能失调的危急状态。

2. 肾移植：用健康的肾器官置换功能衰竭或丧失的肾器官，以挽救尿毒症患者生命的一项高新医学技术。

3. 腹膜透析（图4-2）：利用腹膜作为透析膜，向腹腔注入透析液（图4-3）和血浆，借助溶质浓度梯度和渗透梯度，进行溶质和水分的转运，并不断更换透析液，以达到清除患者体内毒素、脱去多余水分、纠正酸中毒和电解质紊乱的治疗目的（图4-4）。

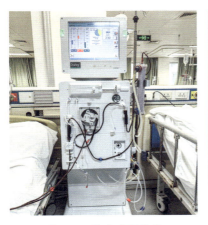

图4-1　血液透析设备

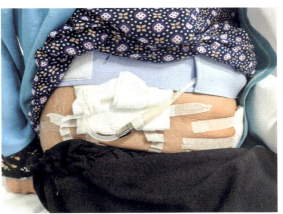

图4-2　腹膜透析

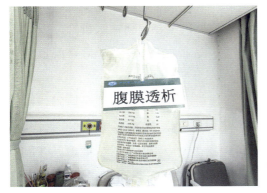

图4-3　腹膜透析液

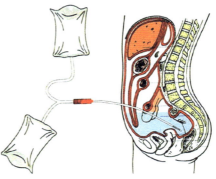

图4-4　腹膜透析原理

三、尿毒症的临床表现

1. 心血管系统的表现：心血管疾病是尿毒症患者最常见的并发症和最主要的死因，常表现为心力衰竭，如胸闷、气喘、夜间不能平卧、心慌、心悸。

2. 呼吸系统的表现：常出现气短或者呼吸深长。

3. 胃肠道的症状：缺乏食欲、恶心、呕吐、口腔有尿味；消化道出血，如呕血、解黑便等。

4. 血液系统的疾病：贫血，全身乏力，皮肤黏膜出血等。

5. 神经系统的症状：疲乏、失眠、注意力不集中、性格改变、记忆力下降，甚至出现淡漠、谵妄、昏迷等。

四、尿毒症患者的照护要点

1. 饮食护理：注意控制水、盐、钾、磷等摄入量，保持营养均衡；少吃豆类等植物蛋白，多吃肉、蛋、奶等高质量动物蛋白；高血钾患者忌食香蕉、橙子等含钾较高水果。

2. 心理护理：给予适当的心理支持和疏导，帮助患者保持良好的心态。

3. 并发症预防：加强血管通路的保护，预防感染、血栓形成等并发症的发生。

4. 动静脉瘘管患者的居家照护应做到以下 3 点。

（1）注意适当活动建瘘肢体，经常活动未建瘘肢体，以促进血液循环。

（2）对于内瘘患者，应保持建瘘肢体皮肤的清洁；血液透析结束拔针后要适度压迫止血，防止瘘管凝血栓塞及出血；透析次日后可用热毛巾湿敷，有利于活血化瘀和延长动静脉内瘘的寿命。

（3）对于外瘘患者，应检查外瘘是否通畅，若瘘管内血液呈均匀一致的鲜红色，手触摸暴露管有轻微的震颤或搏动，说明瘘管通畅；若瘘管内血液呈黑红色，并有血液断层现象，提示瘘管可能凝血，应及时找医生处理。准备一根止血带，以防瘘管滑脱后大出血。禁止将带瘘肢体浸湿。保持瘘管周围皮肤清洁，如皮肤出现瘙痒时勿用手抓，可涂一些外用药（图 4-5），以防感染。

5.导管出口处出现以下感染的症状时，应及时就医：导管出口处周围发红、肿胀，触摸时会疼痛；导管出口处有脓性分泌物。

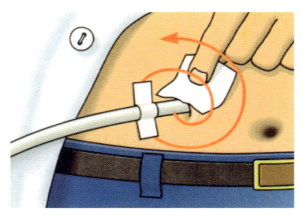

图 4-5　瘘管周围皮肤涂药

五、岗位技能训练：腹膜透析的操作方法

📖【典型案例】

黄某，女，70岁，尿毒症、维持腹膜透析，头晕、无尿，血肌酐1400 μmol/L。

（一）操作前准备及评估

1.环境清洁，光线充足，关闭门窗，避免扬尘活动。

2.洗手，戴口罩。

3.物品准备：准备所需物品置于操作台上，如夹子、碘伏帽等。

（二）操作流程

1.从恒温箱中取出加温至37℃的腹膜透析液，并检查其外包装及有效期、浓度、容量标识，观察液体是否清澈、有无渗漏等。

2.将透析导管的外接短管移除，确认外接短管上的旋钮已关紧。

3. 移去主干接头上的防护罩，打开外接短管接头上的小帽，将 Y 形管主干与外接短管连接。

4. 夹闭与新透析液袋相连的 Y 形管分支，折断新透析液袋输液管内的易折阀门杆。

5. 打开外接短管上的开关，引流患者腹腔内的液体进入引流袋；引流完毕后关闭外接短管上的开关，打开与新透析液袋相连的 Y 型管分支上的管夹，进行灌入前冲洗，冲洗约 5 秒，冲洗液 30 ～ 50mL 被引入引流液袋。

6. 关闭与引流袋相连的 Y 形管分支上的管夹，打开外接短管上的开关，使新的透析液灌入患者腹腔；待灌入完毕后关紧外接短管上的开关，同时夹闭与新透析袋连接的 Y 形管分支。

7. Y 形管主干末端接头与外接短管接头分离，将碘伏帽拧在外接短管接头上。

8. 观察引流袋内引流液情况，称重并记录后弃去。

（三）注意事项

1. 更换透析液时，环境要清洁，交换透析液的场所要定期消毒。

2. 应注意检查透析导管与外接短管之间的连接是否紧密，避免脱落及腹腔外管路扭曲。

3. 每次操作前须仔细检查管路有无破损，一经发现应立即更换。

4. 注意腹膜透析导管保护，进行腹膜透析操作时应避免牵拉摆动腹膜透析导管。

5. 操作时不可接触剪刀等锐利物品。

6. 在进行接头连接时应注意无菌操作，避免接头污染。

7. 碘伏帽为一次性用品，不可重复使用。

8. 每 6 个月应更换一次外接短管，如有破损或开关失灵应立即更换。

第二节　膀胱癌患者照护

【导语】

　　随着人口老龄化进程的加速，泌尿系统肿瘤的总体发病率逐年升高，泌尿系统疾病已成为严重威胁国人健康的疾病。膀胱癌是泌尿系统中的常见肿瘤，男性发病率高于女性。本节旨在从专业的角度出发，解析膀胱癌的临床表现、术后的照护，帮助护理员更好地给予患者专业照护，减轻患者的痛苦，帮助其早日回归社会及家庭。

【学习目标】

1. 了解膀胱癌的常见症状。
2. 掌握膀胱癌患者的照护要点。
3. 掌握膀胱癌患者的引流管照护要点。
4. 掌握患者会阴擦洗的操作方法。

一、膀胱癌的常见症状

1. 血尿：膀胱癌最常见和最早出现的症状，为无痛性和间歇性血尿。
2. 膀胱刺激症状：包括尿急、尿频和尿痛，多为膀胱癌的晚期表现。
3. 下腹部可触及肿块。
4. 其他：排尿困难，甚至尿潴留；骨转移者出现骨痛。

二、膀胱癌患者的照护要点

（一）膀胱灌注治疗的照护

1. 膀胱灌注药物前减少患者饮水量，协助排空膀胱，使膀胱内药液达到有效浓度。

2. 灌注时，保持病室温度适宜，遮挡患者，保护隐私。

3. 膀胱内药液保留 0.5 ～ 2 小时，协助患者每 15 ～ 30 分钟变换 1 次体位，分别取俯、仰、左、右侧卧位，使药液均匀地与膀胱壁接触。

4. 灌注后，给予大量饮水稀释尿液，以降低药物浓度，减少对尿道黏膜的刺激。

5. 如患者出现不适，及时报告医护人员并协助处置。

（二）膀胱癌患者的饮食照护

1. 术前饮食照护：协助做好肠道准备。术前 3 天进少渣半流食，如稀粥、烂面条等；术前 1 天进流食，需口服肠道营养液及导泻药；术日晨清洁灌肠并留置胃管。

2. 术后饮食照护：术后以营养丰富、粗纤维饮食为主，忌辛辣食物，保持大便通畅，每日饮水 2000mL 以上；患者术后待胃肠功能恢复（肛门有排便排气）、拔除胃管后开始进糖水、米汤，每次 50 ～ 100mL，逐渐增加并过渡到半流食、软食、普食；观察进食后有无腹胀。

（三）膀胱癌患者的引流管照护

1. 妥善固定各种引流管道，做好管道保护，防止脱出；协助做好生活护理。

2. 观察引流液颜色的变化，如血色加深或有血凝块，及时通知医护人员调节冲洗速度，防止管道堵塞。

3. 不可自行调节膀胱冲洗速度，观察冲洗速度有无变化，如有异常及时通知医生。

4. 术后 2 ～ 3 天拔尿管后协助患者自行排尿，观察其排尿情况，有无出现排尿困难。

5. 术后留置有胃管、尿管、引流管等多管道的，防止扭曲脱落；引流袋低于骨盆平面以下，防止逆行感染；使用计量仪和量杯准确记录患者 24 小时进食量及排泄量（图 4-6 至图 4-8）。

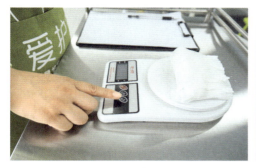

图 4-6　计量仪

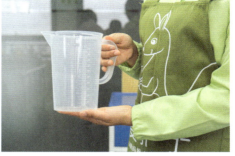

图 4-7　量杯

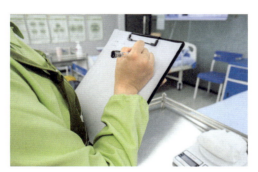

图 4-8　记录患者进食量及排泄量

（四）其他照护

1. 心理照护：患者常因血尿、排尿异常等而产生紧张、恐惧、担心术后生活情况等心理。护理员应多关心、鼓励患者，帮助管理尿液排泄，消除患者顾虑，增强其信心。

2. 泌尿造口袋的正确使用：造口袋使用方法见第三章第二节。

3. 造瘘口的照护：睡觉时接床边尿袋，防止尿液过满而逆流影响肾功能，避免影响造口袋粘贴的稳固性；更换造口袋可选择在清晨未进食之前，避免换袋过程中尿液流出影响粘贴稳固性；造口袋中的尿液超过 1/3 ～ 1/2 时应排放或更换。

4. 居家照护：让患者食用营养丰富、富含粗纤维、易消化的食物；指导尿流改道术患者学会佩戴造口袋；定期返院复查，对于膀胱肿瘤电切术患者，需定期到门诊进行膀胱灌注治疗，术后 1 个月内观察排尿的颜色，若发现出血应及时就医。

三、岗位技能训练：掌握患者会阴擦洗的操作方法

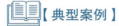【典型案例】

> 　　王某，男，70 岁，膀胱癌术后第 3 天、留置导尿管，需维持会阴部清洁。

（一）操作前准备

1.环境光线充足，关闭门窗，拉床帘。

2.洗手，戴口罩。

3.物品准备：一次性中单或护理垫、一次性手套、治疗碗、无菌镊子、消毒液棉球、碘伏消毒液。

（二）操作流程

1.医疗护理员站在患者右侧，协助患者仰卧，脱去对侧裤腿盖在近侧腿部，对侧腿用布遮盖，两腿屈曲外展，臀下垫一次性中单。

2.将治疗碗置于患者两腿之间，左手戴一次性手套，右手持一次性镊子，用一次性棉球擦洗，由内向外、自上而下擦净会阴部的污垢、分泌物、血迹，擦洗导尿管，最后擦洗肛门。女性患者擦洗顺序：尿道口—对侧小阴唇—近侧小阴唇—对侧大阴唇—近侧大阴唇—阴阜—对侧大腿内侧上 1/3—近侧大腿内侧上 1/3—会阴切口或肛门。男性患者擦洗顺序：阴茎头部（由尿道口向外环形擦洗）—阴茎体部—阴囊（阴囊托起，擦洗阴囊下面皮肤皱褶处）。

3.如为留置导尿管患者，自尿道口顺导尿管一次擦净导尿管四个面。

4.协助患者取侧卧位，擦洗肛周和肛门，一手将臀部分开，一手用纱布或卫生纸擦拭肛门及肛周。

5.撤去一次性中单，协助患者穿裤，取舒适卧位。

（三）注意事项

1. 按擦洗顺序擦洗，可根据患者情况增加擦洗次数，直至洗净为止。

2. 擦洗时注意会阴部伤口愈合情况，注意有无红肿及分泌物性质等情况。发现异常及时向医护人员汇报。

3. 注意保暖及保护患者隐私。

第五章　神经系统疾病患者照护

第一节　脑卒中患者照护

 【导语】

　　脑卒中具有高致残率、高复发率和高死亡率的特点，严重危害健康。医疗护理员为脑卒中患者提供专业照护，能够帮助他们恢复日常生活自理能力及参与社会的能力。

【学习目标】

1. 了解脑卒中的概念。
2. 了解脑卒中的临床表现。
3. 掌握脑卒中患者的照护。
4. 掌握脑卒中偏瘫患者良肢位摆放。

一、脑卒中的概念

　　脑卒中又称脑血管意外，是急性脑血管疾病引起的脑功能障碍，临床症候持续不足 24 小时的称为短暂性脑缺血发作，超过 24 小时者称为脑卒中。脑卒中可分为缺血性脑卒中和出血性脑卒中。

二、脑卒中的临床表现

　　1. 缺血性脑卒中症状：突发面部、上下肢或单侧肢体无力，突发言语障碍，单侧或双侧视物模糊；突发头昏、头痛、平衡调节障碍或行走困难。

　　2. 出血性脑卒中症状：躁动不安、意识模糊，严重者昏迷；头痛、呕吐，多为喷射性；双上肢屈曲，双下肢伸直，持续几秒钟或几分钟不等，四肢伸直性强直；双侧瞳孔时大时小，对光反应迟钝或消失；呼吸较快，病重者呼吸深而慢，出血后即刻出现高热。

三、脑卒中患者的照护

1. 缺血性脑卒中患者的照护。

（1）饮食指导：低盐、低脂、高纤维饮食，多吃水果和蔬菜，少吸烟、饮酒等。按时服药。

（2）休息与活动：急性期卧床休息，取平卧位为宜，保持瘫痪肢体功能位置，给患肢及关节做被动运动，病情允许时鼓励早期康复锻炼；做好皮肤的护理，定时翻身、叩背，保持皮肤清洁干燥。

（3）语言沟通障碍的照护：给予患者心理支持、关心、尊重，避免挫伤自尊心的言行；当进行尝试和获得成功时给予表扬；鼓励家属、朋友多与患者交谈，营造一种和谐的氛围和语言学习环境。

（4）促醒的照护：病房内放一些色彩鲜艳的装饰物，如鲜花、气球等，经常更换位置及种类；取熟悉或常用物品摆放在其面前，把患者的注意力集中到物体上，尝试视觉追踪；播放音乐，让最亲密的人呼唤患者的名字、称呼、昵称，与其打招呼或简单的语言性交流；每日活动四肢，并按摩肌肤。

2. 出血性脑卒中患者的照护。

（1）保持呼吸道的通畅，可取侧卧位（图 5-1）或平卧位头偏向一侧，以防止呕吐物误吸入气道。

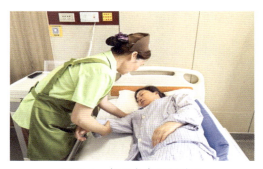

图 5-1　帮助患者取侧卧位

（2）急性期应绝对卧床休息 4～6 周，不宜过多搬动，翻身应保护头部，动作轻柔，以免加重出血，抬高床头 15°～30°，减轻脑水肿风险。发病 2 周内，减少探望，避免各种不良情绪影响。对于意识障碍、躁动及合并精神症状者，应加护床挡、适当约束，防止坠床、跌倒。

（3）严密观察病情，患者头痛加剧、意识模糊、瞳孔变化、脉搏减慢甚至呕吐时，立即报告医护人员。

（4）急性期给予低脂、高蛋白、高维生素、高热量饮食；限制钠盐摄入（每日 3～5g），增加膳食纤维的摄入，以保持大便通畅。便秘者必要时用开塞露通便，切忌大便时用力过度和憋气，易导致再次发生脑出血。留置胃管者，鼻饲前协助翻身、叩背，清理呼吸道分泌物，抬高床头 15°～30°，餐前抽吸胃液，观察胃管通畅及食物消化情况；喂水或喂食不宜过急，遇患者呕吐或返呛时应暂停；进食后 30 分钟，减少对患者翻动与刺激，防止食物呛入气管引起窒息或吸入性肺炎。

（5）保持皮肤卫生，注意眼角膜、外阴及臀部清洁，每日用温水擦拭，每 2 小时翻身叩背 1 次，预防压疮；做好心理照护，避免情绪激动。

（6）保持瘫痪肢体功能位置，足底放托足板（图 5-2）或穿硬底鞋，防止足下垂。

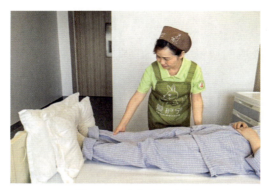

图 5-2　足底放托足板

四、岗位技能训练：脑卒中偏瘫患者良肢位摆放操作

【典型案例】

邓某，男性，71岁，主诉头晕、轻度头痛、恶心1天，左侧肢体活动障碍2小时。

（一）操作前准备及评估

1. 仪表端庄，着装整洁，洗手。

2. 物品准备：大枕头、小枕头。

3. 评估要点：病情、配合程度、肌力。

（二）操作流程

1. 仰卧位良肢摆放（图5-3）。

（1）头部垫薄枕。

（2）患侧肩和上肢下垫一长枕，使肩部上抬前挺，防肩胛骨向后挛缩；上臂旋后稍外展；肘、腕关节伸直；掌心向上，手指伸展。

（3）患侧髋下垫枕，使髋向内旋患侧臀部、大腿外侧下垫枕，确保支撑整个大腿外侧，防下肢外旋。

（4）膝关节稍垫起使微屈并向内，足下无支撑。

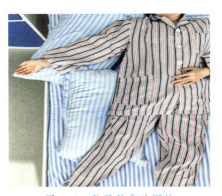

图5-3　仰卧位良肢摆放

2. 健侧卧位良肢摆放（图 5-4、图 5-5）。

（1）健侧在下，患侧在上，该体位为患者最舒适的体位。

（2）患者胸前放一软枕，患侧上肢伸展；肩关节向前向外伸，前臂旋前；手指伸展、掌心向下。

（3）患侧踝关节不能内翻悬在软枕边缘，以防止足内翻下垂。

（4）患侧髋关节和膝关节屈曲 90°，置于另一软枕上。

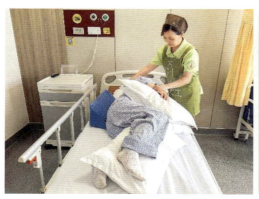
图 5-4　帮助患者取健侧卧位

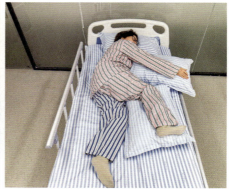
图 5-5　健侧卧位良肢摆放

3. 患侧卧位良肢摆放（图 5-6）。

（1）将患肩向前拉出以避免受压和后缩，患臂前伸，前臂外旋，掌心向上，手中不应放置任何东西。

（2）健侧上肢放在身上或后边的软枕上，避免放在身前，以免带动整个躯干向前而引起患侧肩胛骨后缩。

（3）患侧下肢轻度屈曲，髋关节略后伸，膝关节略屈曲，放置舒适。

（4）健侧腿屈髋屈膝向前放于长枕上。

（5）患侧踝关节屈曲 90°，防止足下垂。

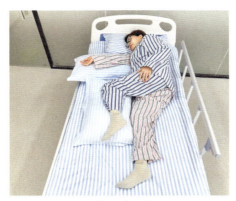

图 5-6　患侧卧位良肢摆放

4.床上坐位良肢摆放（图 5-7）。

（1）抬高床头约 60°，患者背部放枕头。

（2）头部不要固定，能自由活动。

（3）躯干伸直。

（4）臀部 90° 屈曲，重量均匀分布于臀部两侧。

（5）上肢放在一张可调节桌上（桌上置枕头）。

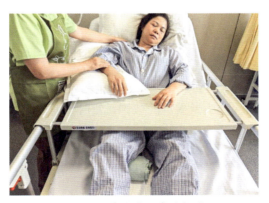

图 5-7　床上坐位良肢摆放

5.轮椅坐位良肢摆放（图 5-8）。

（1）腰部放一个枕头促进躯干保持伸展。

（2）患者双手前伸，肘放在桌上，转移双手正确姿势。

（3）臀部要尽量坐在轮椅坐垫的最后方，防止身体下滑，造成下肢伸肌张力过高；双足平放地上或平凳上。

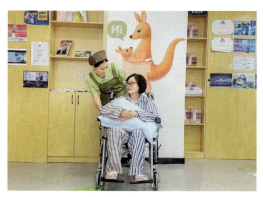

图 5-8　轮椅坐位良肢摆放

（三）注意事项

1. 维持任何一种体位不应超过 2 小时，以防发生压疮。

2. 床应放平，不主张抬高床头及半坐卧位，因该体位使下肢伸肌张力升高。

3. 患者卧床期间，尽可能从患侧接触患者，特别是有左侧忽略症时，如床头柜摆在患侧，医疗护理员都从患侧接触患者。

4. 良肢位能够有效预防并发症和各种继发性障碍，有利于日后的功能恢复，因此要求早期患者要保持体位正确。

5. 避免使用过高的枕头及太重的被子，侧卧位时两腿之间用枕头隔开。

第二节　阿尔茨海默病患者照护

【导语】

　　阿尔茨海默病的主要特征之一是记忆力退化，记忆从最初的记不住事情到后期的完全忘记所有事情，严重影响患者的社交、工作与生活。本节从专业的角度解析阿尔茨海默病的概念、症状及照护要点，使医疗护理员了解如何提高阿尔茨海默病患者的生活质量，让患者的生活充满温馨与希望。

【学习目标】

1. 了解阿尔茨海默病的概念。
2. 能说出阿尔茨海默病的早、中、晚期症状。
3. 掌握阿尔茨海默病患者的照护要点。
4. 掌握阿尔茨海默病患者跌倒的紧急处理。

一、阿尔茨海默病的概念

　　阿尔茨海默病是一种发生于中枢神经系统的原发性退行性疾病，多见于老年人，病程进展缓慢且不可逆，平均病程约为 8～10 年，最后发展为严重痴呆，罕见自发缓解或自愈。

二、阿尔茨海默病的常见症状

　　根据疾病进展可分为早期、中期、晚期。

（一）早期症状

　　近期记忆的损害最为明显，表现为记不住最近几天、几周别人叮嘱的话或自己要做的事情。患者缺乏对周围环境的兴趣，主动性不足，孤独，自私，对人冷淡，甚至对亲人漠不关心，易生气。

（二）中期症状

记忆障碍日益严重，远期和近期记忆力均受损，时间、地点定向障碍，言语功能障碍明显，表现为日常用品丢三落四，忘记家庭住址、亲友的姓名及自己的身份信息，尚能记住自己的名字；讲话无序、空洞，反复说同样的话或重复别人的话；精神和行为障碍较突出，出现妄想、幻觉，如因找不到自己的物品而怀疑他人偷窃等；睡眠障碍，行为紊乱，常拾捡破烂、乱拿他人之物，有时出现攻击行为。

（三）晚期症状

记忆力及认知功能严重受损；忘记自己的姓名和年龄，不认识亲人；自发言语，最终丧失语言功能；活动逐渐减少，导致丧失行走能力，最终昏迷瘫痪在床。

三、阿尔茨海默病患者的照护要点

（一）早期阿尔茨海默病患者的照护要点

1. 帮助患者留住记忆，多和患者一起看过去的日记、书信等；鼓励患者把有特殊意义的物品的故事写出来。

2. 保持良好的眼神交流，传递出关心和耐心倾听；避免批评、纠正；使用简单的词汇或句子交流，语速缓慢，声音清晰。

3. 鼓励患者参与社交活动，鼓励患者唱歌、鼓掌或跳舞。

4. 房间布置要简单，物品要固定放置位置，不轻易挪动；限制使用危险物品；限制进入危险地点。

（二）中期阿尔茨海默病患者的照护要点

1. 按早期照护要点进行照护。

2. 日常照护要点：对于因智力障碍而导致生活能力低下的患者，一定要尊重他们的人格，保持他们的信心是非常重要的；要为患者树立能够独立完成诸如吃饭、排泄、洗澡、换衣等简单生活行为的观念，让患者完成力所能及的事情，以增强患者的信心（图5-9、图5-10）。

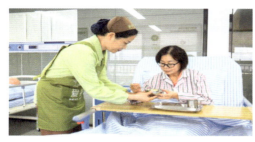
图5-9　协助患者吃饭

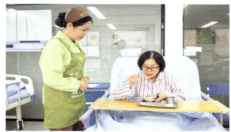
图5-10　鼓励患者自主进食

3. 做好安全防范措施。

（1）预防误食药物及过期食物：由医疗护理员协助服药，平时药物上锁；定期清除过期食物。

（2）预防火灾：燃气灶加盖，必要时厨房上锁。

（3）预防跌倒：做好防滑工作，家具的棱角包上保护贴，在厕所等地方加装扶手（图5-11）。

（4）预防走失：加装复杂的门锁，加装感应式门铃等。

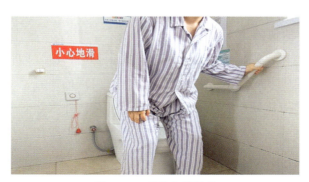
图5-11　厕所加装扶手

（三）晚期阿尔茨海默病患者的照护要点

1. 按中期照护要点进行照护。

2.日常生活照护：包括安排规律生活作息，做好进食、如厕、穿衣、洗澡、睡眠等照护。

3.保持骨骼和皮肤的健康：患者每隔2小时要挪动位置或翻身，减少身体某个部位的压力，预防压疮；每日帮患者保持关节的活动；保持皮肤干净，避免硬物、碎屑伤害皮肤。

4.维护肠道和膀胱的功能：饮食、饮水适当，关注患者大便情况，避免其长时间便秘；患者失禁频繁时，要使用纸尿裤，定时检查，保持身体的洁净，防止尿路感染。

5.做好口腔清洁，定期翻身拍背，预防肺部感染。

四、岗位技能训练：阿尔茨海默病患者跌倒的紧急处理

【典型案例】

> 王某，男，78岁，确诊阿尔茨海默病8年，既往糖尿病、高血压史，因头晕乏力入院，独自上卫生间时跌倒。

（一）患者跌倒的紧急处理

1.患者跌倒后，不要急于扶起，应立即呼叫医生护士，在医生护士的指导下进行跌倒后的现场处理。

2.若患者意识丧失，出现呕吐且颈椎无损伤时，应立即将头偏向一侧，清理口腔、鼻腔呕吐物，保证呼吸道通畅。对出现抽搐者，切勿强行固定其肢体，可在身体下垫软垫，防止碰伤、擦伤，并移开可能对患者造成伤害的物品。如发生呼吸、心跳停止，应立即进行胸外心脏按压、口对口人工呼吸等急救措施。

3.患者意识清醒，若出现对摔倒过程无记忆、头痛剧烈、口角歪斜、言语不清、手脚无力等，提示可能为脑卒中，处理过程中注意避免加重脑出血或脑缺血。患者出现手抖、面色苍白、冒冷汗等低血糖的症状，可立即服用葡萄糖、含糖饮料或含服糖果。若患者无不适，可在护士的指导下协助其缓慢坐起、站立或卧位休息。

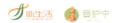

4.检查患者有无骨折，若出现肢体疼痛、畸形、感觉异常等，应协助护士对相应部位进行固定。

5.对有外伤、出血者，协助护士冲洗伤口及包扎。

6.如需搬运，搬运时应保证平稳。若发生脊柱损伤，注意搬运过程保持脊柱轴线的稳定，避免脊柱扭曲、转动。搬运时应由两名以上护理员托住患者头、肩、臀和下肢，动作一致将其抬起，平放在硬木板担架上转运。

（二）注意事项

1.患者跌倒后切勿独自急忙扶起，应评估患者的身体情况后，在医护人员指导下进行下一步处理，以免对患者造成二次伤害。

2.中晚期阿尔茨海默病患者为跌倒高危人群，且其认知功能受损严重，应重点观察并教会陪护者防跌倒的相关知识。

第六章　糖尿病及其急、慢性并发症患者照护

【导语】

　　糖尿病是常见疾病，是严重威胁人类健康的世界性公共卫生问题，随着疾病的进展，患者会逐渐出现许多急慢性并发症。糖尿病多数起病隐匿，症状相对较轻，半数以上患者可长期无任何症状，而在体检时发现高血糖。糖尿病就像一个沉默的杀手，悄然侵害着我们的健康。本章从专业的角度出发，解析糖尿病及其急、慢性并发症的照护要点。

【学习目标】

　　1. 了解糖尿病的概念。

　　2. 掌握糖尿病患者的照护要点。

　　3. 掌握糖尿病急、慢性并发症的表现及患者照护要点。

　　4. 掌握血糖监测的操作。

一、糖尿病的概念

　　糖尿病是"耐糖能力"下降，血液中葡萄糖（血糖）持续处于高位状态的疾病，通常由胰岛素分泌不足或功能异常引起。糖尿病主要分为1型糖尿病（胰岛素依赖型）、2型糖尿病（非胰岛素依赖型）、妊娠糖尿病及其他特殊类型糖尿病。糖尿病一般会出现"三多一少"的症状，即多饮、多食、多尿，体重下降。

二、糖尿病患者照护要点

（一）饮食照护

1. 糖尿病患者需要控制食物摄入的总热量，少吃脂肪含量高的食物，每日定时、定量、平衡进食。

2. 三餐：糖尿病患者进餐应定时、定量，一日三餐需主食、荤菜、素菜合理搭配，早餐的量不要超过中餐和晚餐的量。

3. 水果类：在血糖尚未控制平稳的情况下不能进食水果，患者可以黄瓜或小西红柿代替水果。

4. 奶类：牛奶含钙丰富，患者每日可以喝纯牛奶 250 ～ 500mL，最好和适量的燕麦或荞麦混合食用，不宜空腹喝牛奶。

（二）用药照护

1. 口服药物照护。

根据医嘱按时吃药，不能自行停药或者减少药量，如果有一餐忘记吃降糖药，也不能在下一餐补服，容易引起低血糖，吃降糖药后注意观察有没有出现低血糖反应。

2. 使用胰岛素照护。

（1）根据医嘱准确使用胰岛素，如果有一餐忘记注射胰岛素，也不能在下一餐补充注射。每次注射胰岛素前都要确认胰岛素笔内是否有足够药量，胰岛素是否变质等。

（2）胰岛素的保存：未开封的胰岛素放于冰箱 2 ～ 8℃冷藏保存，正在使用的胰岛素在常温下（不超过 25 ～ 30℃）保存，可以使用 28 ～ 30 天，无须放入冰箱。

（3）注射部位的选择与轮换：胰岛素采用皮下注射，一般选取皮下脂肪丰富的部位，如上臂外侧、臀部上侧、大腿外侧、腹部等。

（4）注意预防感染：注射胰岛素时要做好皮肤和胰岛素笔的消毒，胰岛素注射针头不可重复使用。

（5）监测血糖：注射胰岛素的患者，要常规监测血糖，每日 2～4 次，并做好记录，以便了解血糖控制情况，并及时发现低血糖反应。

（6）使用胰岛素泵的患者，要注意是否出现异常警报，如蜂鸣声或者振动报警，及时通知医护人员处理。

（三）运动照护

1. 运动的方式：以有氧运动为主。

2. 运动量的选择：运动时数一下心率，如心率 =170- 年龄，就说明运动量适宜，即可停止运动。活动时间每周至少 150 分钟，每次 30～40 分钟，可根据患者具体情况逐渐延长。

3. 注意事项：运动前评估糖尿病的控制情况；运动中需注意补充水分；在运动中若出现不适应立即停止运动，并及时处理；运动后应做好运动日记，以便观察疗效和不良反应；运动前后要加强血糖监测；空腹血糖＞ 16.7mmol/L、反复低血糖或血糖波动大，发生糖尿病酮症酸中毒等急性并发症、合并急性感染、增生型视网膜病变、严重肾病、严重心脑血管疾病等时不宜运动，要等病情控制稳定后方可逐步恢复运动。

（四）血糖监测要点

根据血糖水平和医生医嘱，常规监测血糖每日 2～4 次，并做好记录，以便复查时医生了解患者的血糖水平。

（五）急、慢性并发症患者的照护

1. 低血糖患者的照护要点。

（1）低血糖的表现：发生低血糖时，患者会出现饥饿感、出冷汗、乏力、心慌、手抖、面色苍白、视物模糊，也可出现头晕、头痛、吐字不清、精神失常，甚至昏迷。

（2）低血糖患者的照护：①若患者清醒，协助其坐下或躺下，防止摔伤；②立即测量血糖，若血糖≤ 3.9mmol/L 时，诊断为低血糖，无法测量血糖时暂时按低血糖处理；③协助患者进食 15g 含糖食物，如半杯果汁、半杯可乐、3

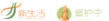

匙白糖或蜂蜜、3～5块硬糖、50%的葡萄糖溶液40mL等；④进食后15分钟测量血糖1次；⑤若血糖仍≤3.9mmol/L，重复③④步骤；⑥若经过上述步骤患者仍处于低血糖状态或昏迷，其至出现心跳、呼吸停止，应进行心肺复苏术，并立即拨打"120"；⑦若血糖＞3.9mmol/L且距离下次就餐时间不超过1小时，应给予患者含淀粉或蛋白质的食物。

2. 糖尿病足患者的照护要点。

糖尿病足是指与局部神经异常和下肢远端外周血管病变相关的局部感染、溃疡和（或）深层组织破坏，是糖尿病最常见和致残率最高的并发症之一。

（1）糖尿病足的表现：肢端麻木、刺痛、肢端缺如、蚁行感、足部畸形、胼胝、皮肤干燥和发凉、酸麻、疼痛，严重时出现溃疡和坏疽。

（2）糖尿病足患者的照护：①观察四肢末端皮肤的颜色和温度变化、有无破溃、足背动脉的搏动情况及疼痛的情况；②养成每日泡脚的习惯。

3. 糖尿病肾病患者的照护要点。

（1）糖尿病肾病的表现：早期可出现蛋白尿，随着肾功能逐渐损坏，可出现水肿、高血压等，严重时发展为尿毒症，出现食欲下降、恶心、呕吐、腹胀、腹泻、心悸、气促等症状。

（2）糖尿病肾病患者的照护：①以优质低蛋白、充足热量、低盐、低钾、低磷饮食为主；②适当增加活动量，提供整洁、舒适的进食环境，提供色、香、味俱全的食物；③定期监测患者的体重变化，记录患者的尿量。

4. 糖尿病眼部并发症照护。

（1）糖尿病眼部并发症的表现：视物模糊、视力下降，严重时失明。

（2）糖尿病眼部并发症的照护：①控制血糖，要坚持健康的饮食习惯和生活方式来控制血糖、血压和血脂水平；②定期到眼科进行检查；③在户外活动时注意保护眼睛，避免强烈的阳光直射，可以佩戴防护眼镜；④注意用眼卫生，避免熬夜及长时间的近距离用眼。

三、岗位技能训练：血糖监测

【典型案例】

　　黄某，男，36岁，发现血糖升高2年，规律监测空腹、三餐后及夜间血糖。

（一）操作准备

　　1.修剪指甲，洗净双手。

　　2.物品准备：血糖仪、血糖试纸、75%乙醇、棉签、采血针、盛污物容器、利器盒、血糖监测记录单、笔、医疗垃圾袋。

（二）操作步骤

　　1.协助患者取舒适体位，询问上次进食时间，用乙醇消毒患者手指指端两次，待干。

　　2.检查血糖仪开机号码与当前所使用试纸号码是否一致，再将试纸插入血糖仪（插入时注意正反面，试纸上横向黑色条为采血处）待指示取血。

　　3.采血前患者手臂下垂10～15秒，一只手大拇指和食指捏住患者被测手指近端，另一只手将采血针垂直刺入被测手指指腹一侧，随后将采血针弃于利器盒待统一处置。

　　4.出血后，用试纸（试纸上横向黑色条为采血处）接触血滴（图6-1）。

　　5.采完血后用棉棒摁在针口处止血，静待血糖仪数值出现，读取数值（图6-2）。

　　6.将测量时间和血糖值告知患者，并记录于血糖监测记录单上。

　　7.测量完毕拔出试纸，弃于医疗垃圾袋，统一处置。

　　8.协助患者取舒适体位。

（三）注意事项

　　1.严格无菌操作。

2. 消毒后必须等待乙醇干后方可采血，以免乙醇稀释血液而影响检测结果。

3. 采血时首选无名指，其次可选择中指或小指，于指腹两侧采血，不可在指尖采血。

4. 应保证采血量充足（填满采血处），不可反复挤压吸取或分次吸取，以免影响检测的准确性。

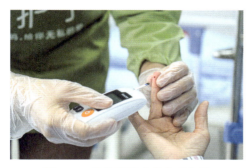

图 6-1　使用试纸为患者测血糖

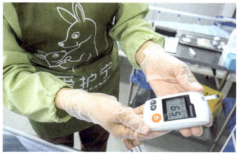

图 6-2　读取血糖数值

第七章　外科系统疾病患者照护

第一节　四肢骨折患者照护

【导语】

　　骨折的发生一般多是由外部各种非疾病因素引起的，包括交通事故、机械性损伤、坠落、跌倒、火器伤等。本节旨在从专业的角度出发，向医疗护理员深入解析骨折的临床表现以及照护策略，以让他们帮助患者尽快恢复并快速地回归社会。

【学习目标】

1. 了解骨折的概念和临床表现。
2. 掌握四肢骨折患者的照护要点。
3. 掌握下肢骨折患者佩戴支具的操作。

一、骨折的概念

　　骨折是指骨的完整性和连续性中断。常见四肢骨折有肱骨干骨折、肱骨髁上骨折、前臂双骨折、桡骨远端骨折、股骨颈骨折、股骨干骨折、胫腓骨干骨折。

二、骨折的临床表现

（一）全身表现

1. 休克：表现为面色苍白、四肢湿冷，心率加快，脉搏细速，血压下降，呼吸急促，严重时可能出现呼吸困难。患者早期可能表现为烦躁不安、恐惧或精神紧张，随着休克的发展，可能出现意识淡漠、反应迟钝，甚至昏迷，尿量减少或无尿。

2. 发热：即体温 ≥ 37.5℃，早期可表现为畏寒、寒战，出现鸡皮疙瘩等症状。高温持续期患者有燥热感，皮肤和口唇干燥，退热期机体大量散热，临床表现为大量出汗。

（二）局部表现

1. 一般表现：疼痛和压痛、肿胀和瘀斑、功能障碍。
2. 特有体征：畸形、反常活动、骨擦音或骨擦感。

三、四肢骨折患者的照护要点

（一）异常情况的报告

1. 观察患者有无休克的异常表现，如面色苍白、四肢湿冷、呼吸急促、烦躁不安、烦躁或嗜睡、尿少或无尿等，一旦发现以上表现，立即向医护人员报告，给予处置。

2. 观察肢体有无出现骨折局部肿胀、感觉障碍、肢体短缩，如突发骨折或损伤肢体的皮肤颜色变为苍白、发紫或发黑，应立即向医护人员报告。

（二）外固定照护

骨折患者常用的固定方式有皮牵引或骨牵引、石膏绷带固定、骨科支具固定。

1. 生活照护：由于骨折后制动及固定，患者需卧床休息，生活不便，医疗护理员应该协助患者满足其正常生活需要，包括漱口、刷牙、床上擦浴、洗头、使用便器。

2. 保持有效牵引：牵引期间牵引方向与被牵引肢体长轴成直线，不可随意增减牵引重量或放松牵引绳，观察牵引有效性，出现移位时通知医护人员进行调整。

3. 石膏固定照护：石膏从硬固到完全干固需 24 ～ 72 小时，天气冷时可用提高室温、热风机或紫外线烤灯烘烤等方法加快干固，但需注意温度不宜过高，且应经常移动仪器以免烫伤。石膏未干固前，移动肢体用手掌平托（图 7-1），切忌抓捏，以免留下指凹点，干固后形成局部压迫。固定期间保持石膏清洁干燥，防止断裂。

4. 支具固定照护：了解支具使用的目的，使肢体固定于正确位置，防止发生压力性损伤。

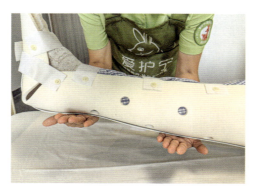

图 7-1　石膏托扶手法

（三）疼痛照护

1. 为减少骨折引起的疼痛，搬运患肢时，注意托扶骨折上下端，动作轻柔，避免暴力拖拽，以免加重疼痛及骨折移位。

2. 患者因疼痛影响饮食睡眠时应报告医护人员，使用止痛药物，用药后观察患者疼痛缓解程度，必要时可重复使用。部分患者用药后可出现恶心、呕吐等不适症状。

（四）体位照护

1. 宜取平卧位，骨折肢体软枕抬高 15 ～ 20cm（图 7-2），促进肢体血液回流。患者进食或功能锻炼时可采用半坐卧位，抬床头 30°～ 45°，腘窝处垫软枕。

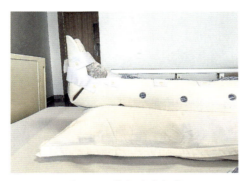

图 7-2　骨折肢体抬高

2. 全身麻醉后，患者取去枕平卧位 6 小时，头偏向一侧，防止呕吐误吸。

3. 髋部骨折时患肢位于外展中立位，两大腿间放置软枕，防止患肢内收，搬动时托平髋部与肢体；髋关节置换术后 3 个月内禁止患侧 90° 侧卧、盘腿及坐矮凳，以免引起人工关节脱位。

（五）其他照护要点

1. 饮食照护：行高营养、高蛋白质、高维生素饮食，多食瘦肉、鸡肉、鱼肉、牛肉、蛋、奶等食物，多食蔬菜水果，多饮水，防止便秘；喂食时观察患者咀嚼情况，特别是卧床老年患者，防止误吸及窒息。

2. 心理护理：关注患者的心理状态，特别是老年人意外受伤后常常自责，易产生焦虑恐惧心理，应给予耐心开导。

3. 术后照护：①常规术后禁水 2 小时，禁食 6 小时。②观察患者神志、呼吸状态，医用监护仪器是否报警，异常情况及时通知医务人员。③保暖，避免使用热水袋，以防烫伤。④伤口渗血渗液时，保持床褥清洁干燥，报告医务人员伤口换药处置。⑤引流管应妥善固定，保持通畅，防止扭曲、折叠；观察引流液性质及引流量,异常时及时报告。

4.功能锻炼:鼓励患者在病情许可情况下积极锻炼,早期行股四头肌收缩、踝关节跖屈背伸、握拳锻炼,中后期行直腿抬高、损伤肢体关节活动度锻炼(图7-3)。

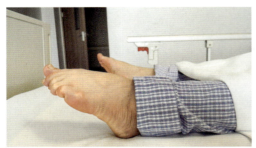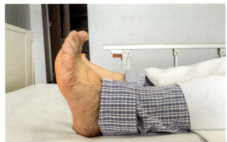

图7-3 踝关节跖屈背伸锻炼

四、岗位技能训练:下肢骨折患者佩戴支具的护理

【典型案例】

> 覃某,男,50岁,右胫腓骨骨折、外固定支具固定,右下肢疼痛、肿胀,疼痛评分6分。

(一)操作前准备及评估

1.仪表端庄,着装整洁。

2.洗手,戴口罩。

3.物品准备:右下肢支具托,棉垫或毛巾。

4.评估要点:①评估患者病情及配合能力情况;②评估患肢肢端血运及活动能力情况,有无肿胀,局部有无渗血、渗液现象,患肢皮肤有无破溃,骨折端有无移位或者畸形。

(二)操作流程

1.携用物至床旁。

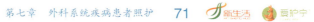

2. 根据患肢的情况选择合适的支具，并调整好长度。

3. 协助患者佩戴好支具、垫好衬垫、毛巾并调整好松紧度。

4. 将患肢摆放在功能位并抬高到合适角度。

5. 观察支具的使用效果，检查受压部位的皮肤情况及肢端血运情况。

（三）注意事项

1. 肢体固定应露出指（趾）端，以便观察血运。

2. 支具固定后注意观察远端血液循环，根据肢体的肿胀情况调整支具的松紧度，避免肢体受压。

3. 避免支具与患者肢体皮肤直接接触，支具内部应垫毛巾或棉垫，以防止皮肤受压，增加患者舒适感。

4. 佩戴支具后应指导患者加强患肢的功能锻炼，防止关节强硬、肌肉萎缩及深静脉血栓的形成。

5. 掌握支具的清洁保养方法，以防支具处理不当导致支具变形或损坏。

第二节　脊柱外科疾病患者照护

【导语】

　　本节旨在从专业的角度出发，深入解析脊柱外科的常见疾病、分类、临床表现以及照护策略。在照护过程中，医疗护理员需要注意固定脊柱，防止出现有脊柱部位损伤加重的现象，如产生错位的问题，只要给予患者正确的治疗和专业的照护，就能促进患者早日康复，回归社会。

【学习目标】

　　1.了解脊柱的功能。

　　2.掌握脊柱外科疾病的临床表现及患者照护要点。

　　3.掌握脊柱外科疾病患者佩戴支具的护理操作。

一、脊柱外科常见疾病

　　脊柱外科常见疾病通常分为脊柱创伤和脊柱骨病。脊柱创伤为颈、胸、腰椎各类新鲜或陈旧性骨折及相应节段的脊髓损伤，伴全瘫或不全瘫神经；脊柱骨病包含退变性疾病（颈椎病、椎间盘突出症、椎管狭窄、腰椎滑脱）、畸形（脊柱侧弯和后突畸形及驼背、斜颈、半椎畸形等）、肿瘤（良恶性脊柱肿瘤、髓内髓外椎管内肿瘤）、脊柱结核（伴或不伴神经缺失症状）。

二、脊柱的功能

　　脊柱的功能是支持躯干和保护脊髓。

三、脊柱外科疾病的临床表现

　　1.脊柱创伤的临床表现：疼痛、活动受限、腹痛、便秘，如脊髓损伤可引起截瘫。

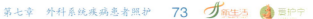

2. 脊柱骨病的临床表现：头晕、头痛、耳鸣、肩颈活动障碍、腰腿痛、严重者脏器功能紊乱。

四、脊柱外科疾病患者的照护要点

（一）异常情况的报告

1. 观察疼痛的部位、缓解疼痛的措施的效果，有无大小便失禁现象，出现尿潴留及充盈性尿失禁时报告医护人员处置。

2. 观察有无腹胀及肛门排便、排气停止。

3. 颈腰椎术后观察四肢感觉运动功能，是否有瘫痪平面上升或肌肉力量减弱情况。

4. 颈椎骨折或术后患者观察颈部肿胀情况，有无出现声音嘶哑及饮水呛咳、呼吸困难。

（二）生活照护

1. 患者需卧床休息，生活不便，医疗护理员应该协助患者满足正常生活需要，包括漱口、刷牙、床上擦浴、洗头、便器使用等。

2. 不能自行给患者翻身，每 2 ～ 4 小时协助医护人员给患者翻身 1 次，采用轴向翻身法，保持脊柱平直，不扭曲，以免引起疼痛或加重脊髓损伤。

3. 鼓励患者多饮水，每日饮水量达 3000 ～ 4000mL，留置导尿管患者注意集尿中尿液颜色及量，保持引流管通畅。

4. 指导患者每日练习深呼吸，可使用呼吸训练器或吹气球训练。

（三）心理疏导

由于骨折部位特殊，手术风险及创伤大，患者往往存在焦虑、恐惧心理，医疗护理员在护理过程应注意帮助患者解决生活上的各种生活需求，鼓励患者保持积极心态配合康复。

（四）居家照护要点

1. 指导患者采取正确卧、坐、立、行和劳动姿势，使用硬床垫。

2. 保持正确的坐、立、行姿：坐位时选择高度合适、有扶手的靠背椅；站立时尽量使腰部平坦收腰、提臀；行走时抬头、挺胸、收腹。

3. 避免长时间保持同一姿势，适当进行原地活动或腰背部活动。

4. 按医生要求正确戴颈围（图 7-4）或腰围（图 7-5），直至神经压迫症状解除。

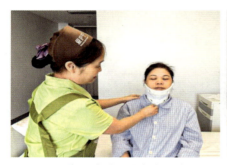 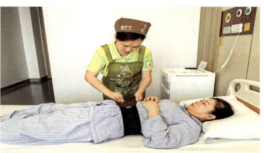

图 7-4　脊柱外科疾病患者佩戴颈围　　　图 7-5　脊柱外科疾病患者佩戴腰围

五、岗位技能训练：脊柱外科疾病患者佩戴支具的护理

【典型案例】

> 张某，男，61 岁，腰椎内固定术后 10 天，病情稳定可下地行走，右臀及下肢酸胀、麻木，疼痛评分 4 分。

（一）操作前准备及评估

1. 仪表端庄，着装整洁。

2. 洗手，戴口罩。

3. 物品准备：腰围 1 个，毛巾 1 条。

4. 评估要点：①评估患者活动能力、心理状态；②评估患者腰部情况，伤口有无渗血、渗液现象，腰部皮肤有无破溃、瘀血。

（二）操作流程

1. 根据患肢的情况选择合适的腰围，指导患者取仰卧位。

2. 操作者位于患者右侧，指导患者双手抱于胸前，双侧下肢屈膝用力，用双肘及足部支撑抬臀、腰部。将腰围平展伸入患者腰部下方，腰围下缘位于髂脊最高点，内里垫好毛巾并系好，松紧度以能伸进两指为宜。

3. 指导患者身体移向床边，取侧卧位，以肘关节及手为支撑点侧起身，护理员站在患者一侧，一手托扶患者近床面肩部，一手托扶患者腰部，协助患者坐于床边（图 7-6）。

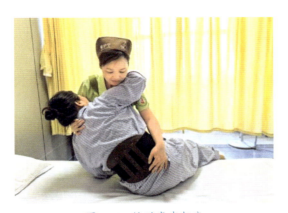

图 7-6 协助患者起床

4. 观察患者双下肢肌力、腰围的使用效果，检查受压部位的皮肤情况、及时询问患者的感受，无不适可床边站立及活动。

5. 协助患者上床，患者坐立于床面，利用手肘及手掌的力量支撑身体侧卧于床面，同时顺势将双下肢放于床面，然后缓慢变成仰卧位。

6. 协助患者取下支具，指导患者抬起腰、臀部，取出腰围及毛巾，可以在患者膝下放置软枕，以减轻神经根牵拉。

（三）注意事项

1. 患者下床前要指导其进行床旁坐起训练，以免体位性低血压导致晕厥、摔倒。

2.患者第一次佩戴腰围下床时需有家属陪伴，在床边观察 15 分钟，无头晕后再离床。

3.移除地面、床旁一切障碍物，去除一切安全隐患。

4.指导患者选择防滑软底拖鞋，避免摔倒。

5.患者下床活动遵循循序渐进原则，逐步增加活动量。

6.腰围的使用原则：患者术后佩戴腰围 1 ～ 3 个月后应根据病情、X 线片结果及时取下，并加强腰背肌锻炼，以自身肌肉力量加强对腰椎的支撑和保护作用，否则，长期无原则佩戴腰围会使局部肌肉发生废用性萎缩及关节强直。

7.教会患者及家属腰围的清洁保养方法，以防因处理不当导致腰围变形或损坏。

第三节　乳腺癌患者照护

【导语】

　　本节将全面介绍乳腺癌患者术后的照护要点，涵盖术后病情监测、心理支持、饮食调理和日常护理等方面，以帮助医疗护理员用专业的知识和温暖的关怀，为乳腺癌患者筑起一道坚实的防线，陪伴他们走向康复，重获健康和快乐。

【学习目标】

　　1. 了解乳腺癌的概念。

　　2. 熟悉乳腺癌的临床表现。

　　3. 掌握乳腺癌患者术后的照护要点。

　　4. 掌握协助乳腺癌患者术后功能锻炼的技能。

一、乳腺癌的概念

　　乳腺癌是乳腺导管上皮细胞在多种致癌因子作用下，发生基因突变，导致细胞增生失控，进而形成恶性肿瘤。其按病理类型分为非浸润性癌（原位癌）和浸润性癌。发病年龄从 20 岁起逐年升高，45 ～ 50 岁达最高点。

二、乳腺癌的临床表现

　　乳腺癌临床表现多样，最常见为乳房无痛性肿块，常被忽视；乳头可能溢液，颜色多样；乳头乳晕异常，如溃烂、凹陷，皮肤颜色变化，并可能增厚粗糙。未经有效治疗，乳腺癌会逐渐扩散至淋巴结、骨、肺、肝、脑等部位，严重威胁生命。

三、治疗方式

乳腺癌治疗主要采取手术治疗、化学治疗、放疗、内分泌治疗及生物靶向治疗等全身综合治疗。治疗方式正向微创、术前干预、减少放疗范围及靶向药物治疗转变，以提高治疗效果及患者生活质量。

1.手术治疗：包括乳腺癌改良根治术、保留乳房的乳腺癌根治术等，旨在根除肿瘤的同时保留乳房功能及外观。

2.化学治疗：能有效根除残余肿瘤细胞，提高手术成功率。

3.放疗：可降低局部复发率，内分泌治疗可通过药物调节激素水平。

4.生物靶向治疗：针对特定分子靶点。

四、乳腺癌患者术后的照护要点

1.心理支持：医疗护理员应与患者建立良好关系，倾听其想法和感受，并通过手术成功案例鼓励患者，增强其治疗信心。

2.术后一般照护：包括生命体征的监测、体位的调整以及饮食管理。

（1）患者应定时测量体温、血压、心率、呼吸，以确保身体各项指标稳定。

（2）术后患者宜采取半卧位，便于呼吸和引流。

（3）饮食应以高热量、高维生素、高蛋白质、低脂肪为主，逐步从流质过渡到普食。

伤口护理方面：需密切观察伤口渗血、渗液情况，维持有效引流，并及时调整胸带或绷带的松紧度，以促进伤口愈合。同时，应注意患侧上肢血液循环情况，避免发生淋巴水肿等并发症。对于出血、皮下积液、皮瓣坏死等并发症，应采取相应的护理措施，如重新止血、抽吸积液、局部加压包扎等。

3.进行适当的功能锻炼，手避免提重物和长时间下垂。

五、岗位技能训练：协助乳腺癌患者术后功能锻炼

【典型案例】

　　王某，女，50岁，因乳腺癌接受手术治疗后，出现患侧上肢活动受限、肌力下降等症状。术后医生建议进行功能锻炼，以促进上肢功能恢复。

（一）操作前准备及评估

　　1.患者评估：在患者开始功能锻炼前，评估患者的手术情况、伤口愈合状态、疼痛程度及身体整体状况。

　　2.环境准备：确保功能锻炼的环境安全、舒适，避免患者因环境不适而影响锻炼效果；准备好所需的锻炼器材和辅助工具，如弹力带、哑铃等。

　　3.制订锻炼计划：根据患者的具体情况和医生的建议，制订个性化的功能锻炼计划，计划应明确锻炼的目标、内容、频率和强度等。

（二）操作流程

　　1.初期恢复阶段（术后24小时至1周）：此阶段以轻度活动为主，如手指和手腕的伸屈、旋转运动等；每日进行数次，每次持续数分钟；同时可进行简单的肩部活动，如耸肩、绕肩等。

　　2.中期锻炼阶段（术后1周至1个月）：在初期恢复的基础上，逐渐增加锻炼的强度和范围；可进行前臂的屈伸、旋转运动，以及肘关节的屈伸活动；同时可逐渐尝试进行肩部的外展、内收、前屈和后伸等动作。

　　3.后期强化阶段（术后1个月起）：在中期锻炼的基础上，进一步增加锻炼的难度和强度；可进行一些复杂的肩部活动，如"爬墙"运动（图7-7）、手臂越过头顶摸对侧耳部等；还可进行一些力量训练，如使用弹力带或哑铃进行上肢的屈伸、推举等动作（图7-8）。

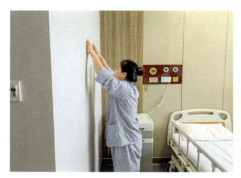

图 7-7 "爬墙"运动

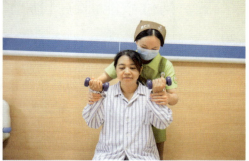

图 7-8 手举哑铃运动

（三）注意事项

1.循序渐进：活动应从轻度开始逐渐增加难度和强度，且患者应每日定时进行锻炼并坚持一段时间以巩固效果。

2.适度锻炼：制订个性化的功能锻炼计划，锻炼时应以患者能耐受为度，避免过度锻炼导致疼痛或损伤。

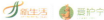

第四节　围术期患者照护

【导语】

　　本节旨在指导医疗护理员加强对手术患者术前至术后整个治疗期间的身心照顾，通过全面评估，充分配合医护人员做好术前准备及术后观察照护，通过有效照护措施维护机体功能，提高手术安全性，减少术后并发症，促进患者康复。

【学习目标】

　　1.了解围术期的概念。

　　2.了解术前患者身体状况的评估要点。

　　3.掌握术前准备与患者照护要点。

　　4.了解术后患者身体状况的评估要点。

　　5.掌握患者术后照护要点。

一、围术期的概念

　　1.围术期是指从确定手术治疗时起，至与这次手术有关的治疗基本结束为止的一段时间，包括手术前、手术中、手术后3个阶段。

　　（1）手术前期：从患者决定接受手术到将患者送至手术台。

　　（2）手术期：从患者被送上手术台到患者手术后被送入复苏室（观察室）或外科病房。

　　（3）手术后期：从患者被送到复苏室或外科病房至患者出院或继续追踪。

　　2.围术期护理是指在围术期为患者提供全程、整体的护理。围术期照护包括手术前期和手术后期2个阶段，每个阶段照护工作重点不同。

　　（1）手术前期：配合医护人员完成各项术前检查，完成心理、皮肤、胃肠道等系统手术前的各项准备。

（2）手术后期：使用正确的照护方法，缓解患者术后不适，协助医护人员及早发现病情变化，减少并发症，促进患者早日康复。

二、术前患者身体状况的评估要点

1.主要器官及系统功能状况。

（1）循环系统：血压情况、皮肤色泽、温度及有无水肿；有无胸闷或胸痛。

（2）呼吸系统：呼吸频率、节律；有无呼吸困难、发绀、咳嗽、咳痰；有长期吸烟史者是否已戒烟。

（3）泌尿系统：有无排尿困难、尿频、尿急；尿液的量、颜色异常。

（4）神经系统：有无头晕、头痛、眩晕或步态不稳；有无意识障碍。

（5）血液系统：有无牙龈出血、外伤后出血不止。

（6）消化系统：有无黄疸、腹水、呕血、黑便等症状。

（7）内分泌系统：有无糖尿病或血糖控制不佳。

2.辅助检查完成情况。

如期完成实验室各项检查结果，如血、尿、大便三大常规和血生化检查结果，按疾病要求配合医护人员在术前完成 X 线、超声、CT 及 MRI 等影像学检查，以及心电图、内镜等检查，了解各项检查准备注意事项，使检查顺利完成。

三、术前准备与患者照护要点

1.心理照护与关爱。

患者术前难免有紧张、恐惧等情绪，或对手术及预后有多种顾虑，医疗护理员可通过适当的沟通技巧，取得患者信任，对待患者态度礼貌温和，尊重患者的权利和人格，给予其鼓励和关怀；将患者的担心与顾虑及时告知医护人员，使医护人员加强对患者的关怀与教育，促进患者以积极的心态配合手术治疗和术后护理。

2.饮食和休息。

鼓励患者摄入营养丰富、易消化的食物。不吃浓茶或咖啡，创造安静舒适的环境，促进患者睡眠。病情允许者，可在白天帮助其增加活动，服用镇静安眠药物后下床遵循防止跌倒口诀，躺、坐、立各30秒无不适后再行走。

3. 适应性训练。

教会患者床上使用便盆，以适应术后床上排尿和排便；教会患者配合术后调整卧位和床上翻身方法，以适应术后体位的变化；部分患者需进行术中体位训练时，配合医护人员并给予患者保护，如颈椎后路手术俯卧位练习、甲状腺手术颈部过伸位练习。

4. 呼吸道准备。

（1）劝阻吸烟者吸烟，防止术后呼吸道分泌物过多增加窒息风险。

（2）深呼吸运动：指导胸部手术患者进行腹式呼吸训练。

（3）有效咳嗽排痰：患者病情许可时协助其取坐位或半坐卧位，咳嗽时将双手交叉，手掌根部放在切口两侧，向切口方向按压，以保护伤口，先轻轻咳嗽几次，使痰松动，然后再深吸气后用力咳嗽排出痰液。

5. 胃肠道准备。

（1）成人择期手术前禁食8～12小时，禁饮4小时，以防麻醉或术中呕吐引起窒息或吸入性肺炎。

（2）术前一般不限制饮食种类，消化道手术者术前1～2日进食流质饮食。

（3）非肠道手术者，观察术前1晚是否排便，必要时可报告医护人员使用开塞露或灌肠等方法促使残留粪便排出，以防麻醉后肛门括约肌松弛，粪便排出，增大污染风险。

（4）肠道手术前3日开始做肠道准备。

6. 手术区皮肤准备。

（1）术前1日下午或晚上，协助患者沐浴，卧床者使用床上擦浴法清洁全身皮肤。若皮肤上有油脂或胶布粘贴的残迹，可用松节油或75%乙醇溶液擦净。

（2）协助医护人员术前6小时内完成手术区域皮肤剪毛或剃毛，操作后给予局部皮肤清洁。

7. 术日照护。

（1）观察患者有无体温升高或女性患者月经来潮，如有异常及时报告医护人员，必要时停止手术。

（2）进入手术室前，协助患者排尽尿液。

（3）胃肠道及上腹部手术者，如留置胃管，须妥善固定导管，防止意外脱出。

（4）拭去指甲油、口红等化妆品，取下活动性义齿、眼镜、发夹、手表、首饰和其他贵重物品。

（5）整理患者生活物品，保持病床清洁，利于医疗护理员准备麻醉床。

四、术后患者身体状况的评估要点

1. 了解患者术中情况。

了解患者手术方式和麻醉类型，手术过程是否顺利，术中留置引流管的情况。

2. 评估患者术后身体状况。

（1）有无体温、脉搏、呼吸、血压异常，观察意识状态。

（2）观察伤口部位及敷料包扎情况，有无渗血、渗液。

（3）观察引流管引流是否通畅，引流液的颜色、性状和量等。

（4）观察术后肢体感知觉恢复情况及四肢活动度。

（5）观察术后有无伤口疼痛，有无恶心、呕吐、腹胀、尿潴留等术后不适。

五、患者术后照护要点

1. 体位照顾。

根据麻醉类型及手术方式安置患者体位。全麻未清醒者，取平卧位，头偏向一侧使口腔分泌物或呕吐物易于流出，避免误吸（图7-9）。蛛网膜下腔阻滞麻醉者，应平卧或头低卧位6～8小时，防止脑脊液外渗而致头痛。硬脊膜外阻滞麻醉者，平卧6小时后，可根据手术部位及患者状况调整体位：颅脑手术者，如无休克或昏迷，可取 15°～30° 头高脚低斜坡卧位；颈、胸部手术者，取高半坐卧位，以利于呼吸和引流；腹部手术者，取低半坐卧位或斜坡卧位；脊柱或臀部手术者，取俯卧或仰卧位。

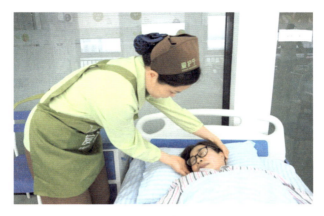

图 7-9 术后患者头偏向一侧

2. 术后饮食照护。

（1）非腹部手术：按医护人员要求，协助患者术后进食。局部麻醉者，若无不适，术后即可进食；椎管内麻醉者，若无恶心、呕吐，术后 3～6 小时可进食；全身麻醉者，应待麻醉清醒，无恶心、呕吐后方可进食。一般先给予流质，以后逐步过渡到半流质或普食。

（2）腹部手术：尤其消化道手术后，一般需禁食 24～48 小时，待肠道蠕动恢复、肛门排气后开始进食少量流质，逐步递增至全量流质，至第 5～6 日进食半流质，第 7～9 日可过渡到软食，第 10～12 日开始普食。

3. 休息与活动照护。

早期活动有利于增加肺活量、减少肺部并发症、改善血液循环、促进伤口愈合、预防深静脉血栓形成、促进肠蠕动恢复及减少尿潴留的发生。患者麻醉清醒后即可鼓励患者在床上做深呼吸、间歇翻身、四肢主动与被动活动等，争取能够在短期内下床活动（图 7-10）。活动时，固定好各导管，防跌倒，并予以协助。有特殊制动要求（如脊柱手术后）、休克、心力衰竭、严重感染、出血及极度衰弱的手术患者则不宜早期活动。

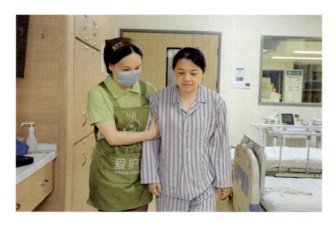

图 7-10　术后患者下床活动

第八章　鼻咽癌同步放化疗 患者照护

【导语】

　　鼻咽癌同步放化疗，是鼻咽癌治疗的重要手段之一，其过程复杂且充满挑战。本章将深入探讨鼻咽癌同步放化疗病患的照护要点，涵盖心理调适、饮食营养、日常护理、口腔及鼻咽护理、皮肤护理、功能锻炼、并发症管理等多个方面。我们将提供全面、科学的照护指导，旨在帮助患者和家属更好地应对治疗过程中的困难，以专业的知识和贴心的关怀，为鼻咽癌患者点亮康复之路，携手共渡难关，迎接健康与希望的曙光。

【学习目标】

　　1. 了解鼻咽癌的概念。

　　2. 了解鼻咽癌的危险信号。

　　3. 掌握鼻咽癌的临床表现、治疗方式及患者的照护要点。

　　4. 掌握协助鼻咽癌患者康复期的自我健康管理和指导患者进行鼻咽冲洗的技能。

一、鼻咽癌的概念

　　鼻咽癌是一种起源于鼻咽黏膜上皮的恶性肿瘤，通常与 EB 病毒感染、遗传因素及环境因素有关。在鼻咽癌的治疗中，同步放化疗是一种常见且有效的手段，通过同时给予放射治疗和化学治疗，以最大化地杀灭癌细胞。鼻咽癌在中国南方及东南亚地区发病率较高，尤其是广东、广西等地，发病年龄多集中在 30 ～ 50 岁之间，且男性发病率高于女性。随着现代医疗技术的进步，鼻咽癌的治疗效果不断提升，但同步放化疗过程中的照护仍至关重要。

二、鼻咽癌的危险信号

1.持续性鼻塞或鼻涕带血：若长时间出现单侧或双侧鼻塞，且鼻涕中经常带有血丝或血块，应引起高度重视。

2.耳鸣、听力下降：无明显诱因下出现耳鸣，尤其是单侧耳鸣，或听力逐渐下降，需警惕鼻咽癌可能侵犯咽鼓管。

3.头痛与面部麻木：经常出现不明原因的头痛，尤其是颞部、顶部或枕部的持续性疼痛，以及面部感觉麻木、刺痛，可能是鼻咽癌压迫神经所致。

4.颈部淋巴结肿大：在颈部，尤其是下颌角后方或胸锁乳突肌附近，发现无痛性、进行性增大的淋巴结，应高度怀疑鼻咽癌的淋巴结转移。

5.复视或视力下降：鼻咽癌可能侵犯眼眶或视神经，导致患者出现复视（看物体时出现重影）或视力突然下降。

6.鼻塞伴嗅觉减退：长期鼻塞且嗅觉逐渐减退，甚至完全丧失，也是鼻咽癌的一个潜在信号。

三、鼻咽癌的临床表现

1.早期症状：鼻咽癌早期可能不会引起明显症状，但随着病情进展，患者可能出现耳鸣、听力下降、鼻塞、涕中带血、头痛等症状。

2.进展期症状：包括颈部肿块、颅神经麻痹等现象，大约70%的患者确诊时已有颈淋巴结转移。有持续性头痛、吞咽困难、声音嘶哑、舌肌萎缩及眼部视力障碍、眼球外突、复视等症状。

四、鼻咽癌的治疗方式

鼻咽癌的治疗方式主要采用综合治疗策略，结合放射治疗（放疗）、化学治疗（化疗）、手术治疗以及免疫治疗等多种手段。放疗是鼻咽癌治疗的首选，利用高能射线精确照射肿瘤区域，有效杀灭癌细胞，同时尽量保护周围正常组织；化疗通过给予抗癌药物，全身性地消灭或抑制癌细胞的生长和扩散，常与放疗联合应用以增强治疗效果，即同步放化疗。随着新型药物、精准放疗技术等的发展，同步放化疗的疗效将进一步提高，副作用将进一步降低，为患者带来更好的治疗体验和预后；免疫治疗作为新兴治疗方式，通过激活患者自身的免疫系统来对抗癌症，为鼻咽癌的治疗提供了新的可能。

五、鼻咽癌同步放化疗患者的照护要点

1. 心理支持：与患者建立良好关系，倾听其想法和感受，帮助患者缓解紧张心理。

介绍放化疗的基本知识，让患者对治疗过程有所了解，减轻患者焦虑和恐惧。通过成功案例鼓励患者，增强其治疗信心，保持乐观积极的心态。

2. 日常护理：监测生命体征，包括体温、血压、心率、呼吸等，确保身体各项指标稳定。保持充足的休息和睡眠，避免过度劳累。注意保暖，避免感冒，因为感冒可能加重放疗的副作用。定期复查，监测病情变化，及时咨询医生并接受治疗。

3. 口腔及鼻咽护理：保持口腔清洁，每日刷牙 2 ～ 3 次，使用软毛牙刷和含氟牙膏，餐后漱口，可使用淡盐水或苏打水漱口。避免使用刺激性清洁剂漱口，防止口腔黏膜损伤。坚持鼻腔冲洗，每日 1 次，使用生理盐水或淡盐水，以清除鼻咽腔黏膜表面的分泌物，减轻放疗不良反应。保持鼻咽腔湿润，干燥季节可使用加湿器等。

4. 皮肤护理：放疗区域皮肤保持清洁干燥，避免使用乙醇等刺激性化学药品。穿柔软、舒适的无领或低领衣服，减少对放疗区域的摩擦。避免抓挠、热敷等物理刺激，皮肤有破损请及时就诊，防止感染。在接受治疗和治疗结束几周内，不要在放疗区域皮肤搽药粉、护肤霜、香水、除臭剂、药膏、洗液等。

5. 饮食管理：进食高蛋白、高纤维素、高维生素、低脂肪的食物，做到均衡饮食，避免辛辣、油腻、刺激性食物，以免加重口腔和咽喉的不适症状。多喝水，每日至少饮水 2000mL，减轻干燥症状。戒烟限酒，有助于提高治疗效果。

6. 功能锻炼：进行张口训练，包括持续性和爆发性张口锻炼，以减轻放疗引起的张口困难。进行颈部运动，如点头、转头锻炼，动作要轻柔、幅度不宜过大。坚持面颊部按摩，促进局部血液循环。

7. 并发症管理：注意观察并处理因放疗而引起的放射性鼻窦炎、放射性中耳炎等并发症。如出现严重水肿、出血、感染等症状，应及时就医。定期检测血常规、肝肾功能等，监测身体的变化情况。

六、患者康复期的自我健康管理指导

1. 心理调适：鼻咽癌及其治疗过程可能给患者带来较大的心理压力，包括恐惧、焦虑、抑郁等情绪。患者应积极面对疾病，通过参加心理咨询、加入患者支持小组等方式，寻求心理支持和帮助。家属和朋友的关爱与理解对患者至关重要，患者应主动与家人沟通，分享自己的感受和需要，共同面对康复过程中的挑战。培养乐观的心态，通过阅读、冥想、听音乐等方式放松心情，减轻心理压力。

2. 功能恢复：针对放化疗可能引起的口腔干燥、吞咽困难、听力下降等问题，患者应积极进行功能锻炼。如进行吞咽练习、口腔运动操等，以促进口腔和咽喉功能的恢复。注意保护听力，避免长时间暴露于噪音环境中，必要时可使用耳塞或助听器。定期进行颈部和肩部的伸展运动，以缓解放化疗引起的肌肉僵硬和疼痛，提高生活质量。

3. 营养与饮食：保持均衡的饮食，摄入足够的蛋白质、维生素和矿物质，以支持身体的恢复和免疫系统的功能。避免食用辛辣、油腻、刺激性食物，以及过硬、过冷、过热的食物，以免加重口腔和咽喉的不适。多喝水，保持口腔湿润，促进体内代谢废物的排出。如有必要，可在医生指导下使用人工唾液等辅助产品。

4. 生活习惯调整：戒烟限酒，减少有害物质对身体的损害，提高治疗效果。保持充足的睡眠和规律的作息，有助于身体的恢复和免疫力的提升。注意个人卫生，保持口腔、鼻腔和皮肤的清洁，预防感染的发生。

5. 定期随访与复查：严格按照医生的安排进行定期复查，包括血常规、肝肾功能、鼻咽镜等检查，以便及时发现并处理可能出现的并发症或复发情况。如出现任何不适或异常症状，如头痛、鼻出血、颈部肿块等，应立即就医，以便得到及时的治疗和指导。

七、岗位技能训练：指导患者进行鼻咽冲洗

【典型案例】

　　苏某，男，45岁，因鼻咽癌行同步放化疗后，出现鼻咽部充血、黏稠、分泌物引流不畅等症状。医生建议进行鼻咽冲洗，以有效清除鼻腔分泌物，改善鼻窦内环境，减少鼻咽癌患者放疗后鼻咽腔并发症。

（一）操作前准备及评估

　　患者评估：在患者冲洗前，需详细评估患者的咽部情况及整体身体状况。了解患者是否存在其他健康问题，以便制定个性化的功能锻炼计划。

　　心理评估：关注患者的心理状态，向患者说明。由于有水流入鼻咽腔内，患者容易产生恐惧、紧张情绪，进而引起呛咳、窒息感。为减少以上不良反应，首先要教会患者屏气、张口呼吸，教会患者模拟游泳的换气方法。鼓励患者树立信心，积极配合。

　　环境准备：确保功能锻炼的环境安全、舒适。

　　用物准备：医用鼻腔冲洗器（图8-1）、接水器、自制生理盐水500mL（500mL温开水加食盐4.5g）、挂钩、干毛巾、滴鼻液等。

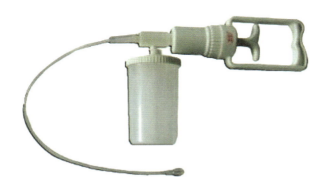

图8-1　医用鼻腔冲洗器

（二）操作流程

1. 患者取合适的坐位，头前倾 90°。

2. 将盛有冲洗液的容器放在与患者视平线高度的位置。即冲洗器挂在高于患者头部约 50cm 的挂钩上。

3. 桌上放接水器，将鼻腔冲洗器吸水的一端插入冲洗液内，另一端的鼻塞放入患者一侧鼻前庭内。

4. 将装有冲洗液的鼻咽冲洗器握在手中，挤压球囊排气后，嘱患者张口呼吸，忌说话。

5. 头侧向另一边，适量松开调节器。让冲洗液缓慢流入鼻腔内，水流速度由小到大，冲洗液从对侧鼻孔或口腔流出；同法冲洗另一侧。

6. 冲洗完毕用毛巾擦干脸部。

（三）注意事项

1. 每次冲洗后要进行单侧鼻孔擤鼻，帮助排出冲洗液，切忌将两侧鼻孔同时压紧用力擤鼻，以免造成咽鼓管感染。

2. 如果水流从口腔流出，冲洗后须漱口，不能咽下。

3. 如有出血、呛咳、窒息感，应立即停止冲洗，必要时应立即就诊。冲洗持续时间 10 ～ 20 分钟。

第九章　产褥期妇女照护

第一节　产褥期妇女的观察和生活照护

【导语】

　　产褥期作为女性产后恢复的关键阶段，需给予特别的关注与专业照护。此阶段，新妈妈的身心经历了巨大转变，护理员应提供细致入微的观察与全面的生活照护，旨在助其平稳适应新角色，加速身体恢复；同时，提供情感支持，助其应对情绪波动，确保此特殊时期新妈妈获得充分关怀与理解。

【学习目标】

1. 了解产褥期的概念。
2. 熟悉产褥期妇女的临床表现。
3. 掌握产褥期妇女的生活照护。
4. 掌握母乳喂养指导技能。

一、产褥期的概念

　　产褥期，也被称为产后恢复期，是指女性在分娩后的一段特定时间，通常为产后 6 周左右。在这段时间内，产妇的身体会经历一系列的生理变化，直至恢复到受孕前的状态。

二、产褥期妇女的临床表现

　　1.体温：产妇的体温多数在正常范围内，可在产后 24 小时内稍升高，一般不超过 38℃，可能与应激有关。产后 3 ～ 4 天，因乳房血管、淋巴管极度充盈出现乳房肿大，伴有体温升高，称泌乳热，一般持续 4 ～ 16 小时后降至正常。

2. 子宫复旧：胎盘娩出后子宫圆而硬，宫底在脐下一指，产后第 1 天略上升至平脐，以后每日下降 1 ～ 2cm，至产后第 10 天降入骨盆腔内。产褥早期，产妇因子宫收缩而出现阵发性的腹部剧烈疼痛，称产后宫缩痛。产后宫缩痛一般在产后 1 ～ 2 天出现，持续 2 ～ 3 天自行缓解，当婴儿吸吮乳房时，反射性引起神经垂体分泌催产素，使疼痛加重。

3. 恶露：产后随子宫蜕膜脱落，血液、坏死的蜕膜组织等经阴道排出称为恶露。恶露有腥味，无臭味，持续 4 ～ 6 周。

4. 褥汗：产后 1 周内，由于体内潴留的液体通过皮肤排泄，产妇表现为出汗多，以夜间睡眠和初醒时明显。

三、产褥期妇女的生活照护

1. 个人卫生：保持良好生活习惯，注意清洁卫生。产后阴道有恶露排出，要注意保持外阴部清洁，每日用温开水洗外阴，勤换内裤与卫生垫。

2. 情绪关怀：产后情绪可能会不稳定，特别是在产后 3 ～ 5 天，可能会出现轻度抑郁。家人应给予产妇精神关怀、鼓励和安慰，帮助她恢复自信。

3. 合理膳食：产后体力消耗大，需要补充营养。产后 1 小时可让产妇进食流食或清淡半流食，食物应含有营养、足够热量和水分。若哺乳，应多摄入蛋白质和汤汁食物，并适当补充维生素和铁剂。

4. 适当活动：产后要适当活动，进行有氧运动，有利于促进子宫收缩及恢复，帮助腹部肌肉、盆底肌肉恢复张力。

5. 母乳喂养：推荐母乳喂养，产后半小时内开始哺乳，并正确指导哺乳。推荐按需哺乳，哺乳前应将乳房、乳头用温开水洗净。

四、岗位技能训练：母乳喂养指导

【典型案例】

> 李某，孕 1 产 1，妊娠 39 周，阴道分娩产后 6 小时，体温 36.2℃、脉搏 76 次 / 分钟、血压 102/70 mmHg。

（一）操作前准备及评估

1. 仪表端庄，着装整洁。

2. 洗手，戴口罩。

3. 物品准备：热水、小毛巾、哺乳枕、垫脚凳。

4. 评估要点：评估母亲和婴儿的身体情况，了解母亲对母乳喂养的知识。

（二）母乳喂养指导流程

1. 携用物至床旁，核对床号、姓名。

2. 协助产妇清洁双手和乳房。

3. 母乳喂养的体位：无论卧位、坐位或站位姿势，母亲都应心情愉快；婴儿身体面向产妇，并紧贴产妇身体，下颏贴乳房，头与身体呈一直线，刚出生的孩子还应托着臀部。

4. 婴儿正确的含接姿势：婴儿身体面向产妇，并紧贴产妇身体，张大嘴，嘴唇凸起，下颏贴乳房，吸入乳头及大部分乳晕，吸吮时面颊鼓起，有节奏地吸吮和吞咽（图 9-1）。

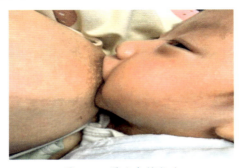

图 9-1　婴儿含接乳头

（三）注意事项

1.确保新妈妈采用正确的哺乳姿势，如摇篮式、橄榄球式、侧卧式（图 9-2）等。

2.观察并确保宝宝的嘴巴张得足够大，含住乳头和大部分乳晕。

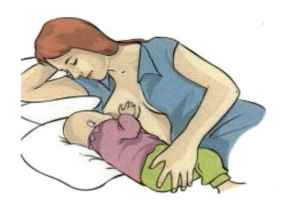

图 9-2　侧卧式哺乳姿势

第二节 产褥期妇女异常情况观察及照护

 【导语】

产褥期，亦称产后恢复期，是每位新妈妈分娩后必经的六周关键阶段。此期间，产妇身体会历经一系列生理变化，力求恢复至孕前状态。然而，产褥期亦可能伴随诸多异常情况，需及时识别与妥善处理，以确保母婴健康。因此，护理员需熟知产褥期概念，辨别异常表现及掌握照护方法，结合产妇的身心及社会需求，制订合理照护方案，助其安全、健康地度过此重要时期。

【学习目标】

1. 了解产褥期妇女异常情况的临床表现。
2. 掌握产褥期妇女异常情况的照护要点。
3. 熟悉如何给予产褥期妇女情绪支持。

一、产褥期妇女异常情况的临床表现

1. 发热：产后体温异常升高，尤其是持续超过 38℃，可能是感染的迹象。
2. 恶露异常：恶露量多、颜色深、有异味或持续时间过长，可能提示子宫感染或复旧不全。
3. 会阴伤口：会阴部伤口红肿、疼痛或流脓，可能是伤口感染。
4. 乳房胀痛：乳房胀痛或皲裂，可能影响哺乳并增加乳腺炎的风险。

二、产褥期妇女异常情况的照护要点

1. 个人卫生：保持身体清洁，特别是会阴部，以防感染。
2. 营养饮食：均衡饮食，确保足够的营养以支持身体恢复和乳汁分泌。
3. 适当活动：根据医生的建议，逐渐增加活动量，促进血液循环和身体恢复。

4.情绪支持：产后情绪波动很常见，家人和朋友的支持对产妇的心理健康至关重要。

5.按需哺乳：必要时疏通乳腺，用吸奶器或手法排空乳汁。

三、岗位技能训练：正确的挤奶手法

📖【典型案例】

> 李某，孕1产1，妊娠39周，阴道分娩产后72小时，体温38℃、脉搏80次/分钟、血压106/78 mmHg，生理性奶胀。

（一）操作准备

1.环境设置：为产妇创造一个安静、私密且舒适的挤奶环境。

2.个人卫生：确保自己的双手彻底清洁，以防止任何感染的风险。

3.乳房准备：帮助产妇用温水和干净的毛巾清洁乳房。

4.挤奶工具：准备干净的储存容器。

（二）评估要点

1.乳房状况：检查产妇的乳房是否有红肿、硬块或其他异常情况。

2.心理状态：评估产妇的心理状态，提供必要的心理支持，帮助产妇放松。

3.工具准备：确保挤奶储存容器准备好。

（三）操作流程

1.指导产妇：指导产妇采取舒适的坐姿，并准备好挤奶。

2.正确手法：使用拇指和食指放在乳晕周围，呈C形轻轻挤压（图9-3）。

3.规律挤压：教导产妇有规律地挤压和放松，从乳房外围向乳头方向推进。

4.交替进行：每边乳房挤奶3～5分钟后，指导产妇换另一边继续挤奶。

5.完成挤奶：直至乳汁流动减缓或乳房变软，指导产妇完成挤奶。

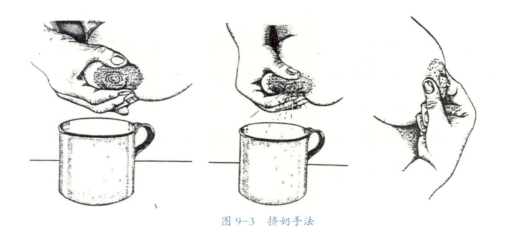

图 9-3　挤奶手法

（四）注意事项

1.力度控制：指导产妇挤压时力度要适中，避免过猛导致乳房疼痛或损伤。

2.保持卫生：在整个挤奶过程中，保持手和工具的清洁。

3.适度排空：避免过度挤奶，以免影响产妇的乳汁供应。

4.记录和监测：记录挤奶的时间、量等信息，帮助监测母乳供应情况。

第十章　新生儿常见症状与疾病照护

第一节　新生儿黄疸照护

【导语】

　　新生儿黄疸是许多初为父母者所关心的一个话题，是新生儿护理中不可忽视的一部分。本节从专业的角度出发，深入解析新生儿黄疸的成因、识别方法以及照护策略。新生儿黄疸是一种常见且可治疗的疾病，让我们一起用知识和爱心，为这些小天使撑起一片蓝天。

【学习目标】

1. 了解新生儿黄疸的概念。
2. 了解生理性黄疸和病理性黄疸的区别。
3. 了解病理性黄疸的表现及患儿照护要点。
4. 掌握新生儿经皮胆红素检测仪的使用操作。

一、新生儿黄疸的概念

　　新生儿黄疸，是指出生后 24 小时内或数日内出现皮肤、巩膜发黄的症状（图 10-1）。这种症状主要是胆红素代谢紊乱导致血清胆红素浓度升高所引起。

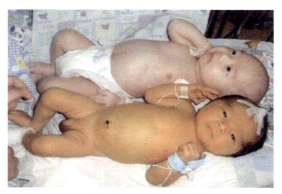

图 10-1　正常新生儿（上）与黄疸患儿（下）

二、生理性黄疸患儿的照护

（一）生理性黄疸的表现

足月新生儿的生理性黄疸一般出现在出生后 2～3 天或 4～5 天达到高峰，5～7 天消退，最迟不超过 2 周；早产儿黄疸一般出现在出生后 3～5 天，5～7 天达高峰，7～9 天消退，最长可延迟到 3～4 周。在家中如果想判断新生儿是否出现了黄疸，应在光线充足的条件下，用一根手指按压新生儿的鼻子或者前额，然后抬起手指，如按压出的皮肤呈黄色，则说明新生儿出现了黄疸。

（二）生理性黄疸患儿的照护要点

1. 生理性黄疸一般在 2 周左右会自行消失，因此不需要特殊干预和治疗。晒太阳虽然能帮宝宝退黄，但日光直接照射会造成新生儿晒伤，不推荐这种方法。

2. 多吃多排便。

3. 摄入足够液体。母乳喂养的新生儿有以下情况时说明其摄入量足够：每日尿湿 6 片以上的纸尿裤；大便颜色由深绿色变为黄色；喂奶后新生儿表情满足。

4. 观察新生儿黄疸的变化：如皮肤黄疸蔓延至下肢，需去医疗机构检查经皮胆红素或血清胆红素水平；如黄疸退而复现需及时就医。

三、病理性黄疸患儿的照护

（一）病理性黄疸的表现

病理性黄疸的表现除了皮肤及巩膜黄染外，还可能因溶血导致贫血而出现肤色苍白，或因产伤而出现头颅血肿。重度黄疸患儿还可能有难以醒来、哭声尖锐、持续哭闹、身体屈曲或颈部后倾的表现。

（二）病理性黄疸患儿的照护

1.观察与评估。

（1）皮肤情况：皮肤颜色变化，是否有出血点、脓疱疹。

（2）喂养：有无吐奶、拒奶。

（3）精神反应：有无精神萎靡、易激惹、肌张力异常、生理反射减弱或双眼凝视。

（4）排泄：大小便的颜色和量，若出现异常，及时通知医生及护士。

2.母乳喂养的护理：鼓励母乳喂养，让产妇建立母乳喂养的信心；增加喂养频次，产妇每日亲自喂母乳 8 ～ 12 次；指导产妇采用正确的母乳喂养姿势，保证新生儿摄入足够的母乳。

四、岗位技能训练：协助护士完成新生儿经皮胆红素检测

【典型案例】

> 乐某，男，出生 1 天，皮肤、巩膜黄疸，哭闹、拒食，血清总胆红素 265μmol/L。

（一）操作前准备及评估

1.仪表端庄，着装整洁。

2.洗手，戴口罩。

3.物品准备：经皮黄疸检测仪（图10-2）、乙醇棉球或无菌纱布。

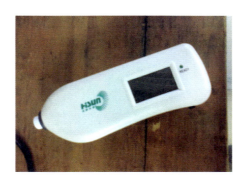

图 10-2　经皮黄疸检测仪

4.评估要点：①评估患儿皮肤黄染程度及皮肤良好状况；②评估仪器性能，测量数值准确度。

5.皮肤准备与消毒。

（1）选择新生儿身体平坦、无破损、无红疹的前额、胸部或背部作为测试部位。

（2）使用乙醇棉球或无菌纱布轻轻擦拭测试部位，去除皮肤表面的油脂和污垢。

（3）确保测试部位干燥、无残留物，以免影响测量结果。

（二）操作流程

1.携用物至床旁，核对床号、姓名，核对手圈、脚圈。

2.测量方法应正确，将探头平稳地放置在已消毒的测试部位上，确保探头与皮肤紧密贴合，准确读取数值。

3.选择不同部位（前额、脸颊以及前胸）进行测量，取平均值就是所测得的数值。

4.结果解读与记录：根据仪器提供的胆红素正常范围，判断新生儿的胆红素水平是否正常；若胆红素水平偏高或偏低，应及时向医生报告，并根据医生建议采取相应的处理措施；将测量结果记录在新生儿的检验报告单上，以便医生随时查阅和评估病情。

（三）注意事项

1. 仪器应由专业人员操作，非专业人员不得随意操作。

2. 仪器应放置在干燥、通风、无尘的环境中，避免阳光直射和高温。

3. 在使用过程中，应注意保护探头，避免碰撞和损坏仪器；不使用时请关闭电源开关，以延长电池寿命。

4. 使用前应详细阅读仪器说明书，了解仪器性能、使用方法及注意事项。

第二节　新生儿呕吐照护

【导语】

　　新生儿呕吐是较为常见的症状，可能是由于喂食不当、消化系统发育不完善、感染等多种原因引起。因此护理员掌握正确的照护方法尤为重要。本节将介绍关于新生儿呕吐的照护要点，帮助医疗护理员更好地应对这一问题。

【学习目标】

　　1. 了解新生儿呕吐的概念。

　　2. 了解新生儿呕吐的原因。

　　3. 掌握新生儿呕吐的照护要点。

　　4. 掌握新生儿吐奶的照护措施。

一、新生儿呕吐的概念

　　新生儿呕吐是指新生儿在喂养过程中或喂养后出现呕吐现象，可能伴随有奶液、胃液或其他物质的排出。

二、新生儿呕吐的原因

　　1. 生理解剖特点：新生儿胃容量相对较小且呈横位，食管末端肌肉松弛，贲门括约肌发育较差，特别是早产儿容易发生呕吐的原因。

　　2. 喂养不当：包括喂奶过多、过频繁，奶嘴前端或奶嘴孔过大，奶液流速快，含乳过深而刺激了咽部，新生儿吃奶时吞入过多空气等。

　　3. 病理性呕吐：呕吐物不仅有奶，还可能有绿色的胆汁或黏液甚至血性物质。新生儿出现剧烈和反复的呕吐是不正常的现象，应予以重视，如发热、体重减轻或拒食。

三、新生儿呕吐的照护要点

1. 掌握正确喂养姿势，以防误吸：

（1）新生儿宜采取右侧卧位，防止呕吐物吸入气道。

（2）胃食管反流的新生儿喂奶后可竖抱让其趴在护理员的肩上 20 ～ 30 分钟，降低发生胃内容物反流的风险。

（3）重度胃食管反流病的新生儿，尤其是那些发生误吸风险较高的新生儿，可采取俯卧位，但俯卧时要特别注意看护，防止发生窒息；抬高头部对减少胃食管反流没有改善。

2. 保持呼吸道通畅：新生儿呕吐时，应立即将新生儿头偏向一侧，以便呕吐物顺利流出，避免误吸。

3. 保持口腔清洁：新生儿的口腔内可能残留有食物残渣和呕吐物，容易引起口腔感染，应及时用温开水为新生儿清洁口腔。

4. 观察脱水症状：呕吐可能导致新生儿脱水，应密切观察新生儿是否出现脱水症状，如尿量减少、皮肤干燥、眼眶凹陷等，一旦发现，应及时为新生儿补充水分，并寻求就医。

5. 定期测量体温。

6. 留意呕吐物性质：还应注意记录新生儿呕吐的次数、量和时间，以便为医生提供准确的病情信息。

7. 呕吐后要短暂禁食：不急于马上喂奶，当症状改善时，可少量多餐。

8. 合理喂养：坚持母乳喂养；人工喂养注意奶液现吃现配，配奶的水温适宜、浓度正确，为新生儿选择型号合适的奶嘴。

9. 喂奶后给新生儿拍嗝：每次喂奶后不要让新生儿立即平躺或逗引，要抱起新生儿拍嗝，尽量排出吃到肚子里的空气，爱吐奶的新生儿每次喂奶后要抱起来轻拍背部（图 10–3 ）。

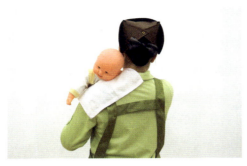
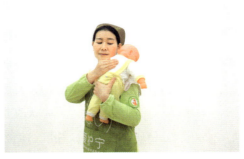

图 10-3　拍嗝姿势

一只手托着新生儿的头，另一只手托其臀部竖抱起来，头靠在护理员肩上，调整好位置，一只手臂继续托住新生儿的臀部，另一只手轻轻拍背，手掌拱起，成"空心掌"从下往上拍，护理员肩部可以搭一条干净的毛巾，以免新生儿呃逆带出的奶弄湿衣服。

四、岗位技能训练：新生儿吐奶的照护措施及注意事项

【典型案例】

> 蓝某，男，出生 6 天，喂奶后出现吐奶，无明显哭闹。

（一）操作准备

1. 医疗护理员整理着装，修剪指甲，洗手，戴口罩。

2. 关闭门窗，使室温适宜、光线充足、环境安静。

（二）操作步骤

1. 医疗护理员着装整齐、表情自然亲切、面带微笑、声音柔和。

2. 医疗护理员发现新生儿吐奶，到婴儿床旁轻柔地抚摸新生儿，轻声、温柔地说道："小宝贝，怎么啦？不舒服啦？"

3. 通过观察，分析判断新生儿为生理性呕吐。

（三）照护措施

1. 先将新生儿身体前倾或取侧卧的姿势，让呕吐物易于流出。

2. 呕吐停止后，给新生儿喂几口清水清洗口腔，保持新生儿口腔的清洁。

3. 及时为新生儿清理呕吐物，弄脏的衣服、包被和床单及时更换。

4. 呕吐后可短暂禁食。当症状改善，新生儿感到舒服些时，再尝试喂食。

5. 喂奶后新生儿拍嗝，并取右侧卧位。

（四）注意事项

1. 要学会观察新生儿呕吐的类型（是溢乳、一般呕吐还是喷射性呕吐）、发生时间、频率、呕吐物的性状和量（是否带血或绿色的胆汁），是否合并其他症状。

2. 正确掌握新生儿喂奶的方法，喂奶后及时拍嗝、取合适卧位，规避呕吐的发生。

第三节　新生儿惊厥照护

【导语】

　　新生儿惊厥是围生期医学中的重要疾病，多数是由脑部的器质性损害引起的。这种疾病常见于缺血缺氧性脑病、产伤、颅内出血、中枢神经系统感染和脑发育畸形等情况。

【学习目标】

1. 学会识别新生儿惊厥发作的先兆。
2. 了解新生儿惊厥的症状。
3. 掌握新生儿惊厥发作时如何防止窒息。
4. 掌握新生儿惊厥病情观察。

一、新生儿惊厥的原因

　　新生儿惊厥病因很多，有时可几种因素同时存在，主要的病因包括：缺血缺氧性脑病；颅内出血；代谢异常，如低血糖、低钙血症和低镁血症；感染；新生儿破伤风；胆红素脑病。

二、新生儿惊厥的识别与评估

　　首先，护理员需要了解新生儿惊厥的常见表现，如双眼凝视、四肢强直、呼吸暂停等。一旦发现新生儿出现这些症状，应立即进行初步评估，观察惊厥的持续时间、频率以及伴随的其他症状，若惊厥持续时间长、频率高或伴有呼吸困难、呕吐等症状，应及时就医。

　　检查新生儿有无惊厥必须把包被都打开，仔细观察其自然姿势和自发动作。新生儿惊厥的表现形式多种多样，常表现为面部异常，如面肌抽动、流涎增多、咀嚼等，严重时会伴有面色发白或发绀，有时还会伴有口吐白沫；眼神异常，如斜视、凝视；四肢动作异常，如上肢微游泳样、划船样动作，下肢呈踏步样表现；生命体征及神志的改变，如呼吸暂停、心率增快、血压升高。

三、新生儿惊厥的照护要点

（一）预防窒息及外伤

1. 保持冷静：在发现新生儿惊厥时，应保持冷静，避免过度紧张和慌乱。

2. 避免误吸：惊厥发作时，应立即将新生儿置于平卧位，头偏向一侧，清除口鼻腔分泌物、呕吐物，以防呕吐物或口腔分泌物流入气管内引起窒息。

3. 保持呼吸道通畅：松解新生儿衣领，以防呼吸道受压；在颈部和背部可垫小毛巾，使颈部处于伸展位，防止舌后坠。

4. 预防外伤：惊厥发作时，应加强看护以防新生儿撞到头部引起脑外伤；将新生儿置于有床挡的床上，防止坠床；切勿强力按压或拉抽部位，避免骨折脱臼；必要时设专人看护。

5. 禁食：惊厥发作时，忌喂食；待惊厥停止，根据病情医嘱适当喂食，必要时可留置胃管。

6. 密切监测新生儿生命体征、意识、囟门及瞳孔变化，如发现异常，及时通知医护人员急救，预防脑水肿。

7. 及时发现惊厥先兆，如双眼凝视、斜视、眨眼等动作和肢体异常动作等。

（二）加强基础护理

1. 保暖：可将新生儿置于远红外床，稳定后可置于暖箱或小床，根据胎龄和体重调节合适的箱温，维持适宜的病室温湿度。

2. 避免刺激：应保持病室安静，避免强光刺激，各项操作应动作轻柔集中进行；惊厥发作时不可将新生儿抱起或大声呼叫。

3. 预防感染：医疗护理员应注意手部卫生，保持新生儿皮肤清洁，遵守无菌操作原则，防止继发感染。

四、岗位技能训练：新生儿惊厥病情观察及注意事项

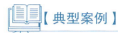【典型案例】

> 黄某，女，早产儿，出生9天，体温39℃，突然出现双眼凝视，四肢强直、抽动。

（一）操作准备

1. 医疗护理员准备：着装整洁，修剪指甲，洗手、戴口罩。
2. 环境准备：病室环境安静整洁，光线明亮。

（二）操作步骤

1. 病情观察。

（1）严密观察体温、呼吸、神志、眼神、瞳孔大小、前囟情况等。

（2）及时识别惊厥先兆，常表现为面部异常，如面肌抽动、流涎增多、咀嚼等，严重时会伴有面色发白或发绀，有时还会伴有口吐白沫；眼神异常，如斜视、凝视；肢体动作异常，如上肢游泳样、划船样动作，下肢呈踏步样表现，生命体征及神志改变，如呼吸暂停、心率增快、血压升高。

2. 家属沟通与宣教：对患儿家长进行心理安抚和沟通，帮助他们掌握惊厥的相关知识，增强他们的应对能力。

（三）注意事项

1. 学会识别新生儿惊厥发作的先兆，及时通知医护人员采取措施。

2. 如新生儿发生惊厥应立即将其置于平卧位，头偏向一侧，保持呼吸道通畅（图10-4）。

3. 惊厥发作时，不能喂水和喂食，以免发生窒息和吸入性肺炎。

4. 不可用力摇晃婴儿、强行控制肢体抽动。如果婴儿反复出现抽搐，要注意记录发作的次数、观察抽搐的部位、程度及诱发因素、每次发作的持续时间等。

5. 为防止舌咬伤，在新生儿上下牙齿之间放置纱布或牙垫。

6. 在紧急情况下可使用指压（针刺）人中、十宣穴制止惊厥。

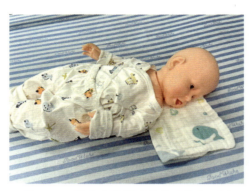

图 10-4　新生儿惊厥时使其头偏向一侧

第四节　新生儿窒息

【导语】

　　新生儿窒息是指婴儿出生后不能建立正常的自主呼吸而导致低氧血症、高碳酸中毒、代谢性酸中毒及全身多脏器损伤，是引起新生儿死亡和儿童伤残的重要原因之一。正确的复苏是降低新生儿窒息死亡率和伤残率的主要手段。本节描述新生儿窒息的原因，教会大家判断新生儿窒息的症状及如何紧急处理等，以帮助大家更好地认识和应对。

【学习目标】

1. 了解新生儿窒息的原因。
2. 了解新生儿窒息症状。
3. 掌握预防新生儿窒息的措施。
4. 掌握新生儿窒息的急救处理。

一、新生儿窒息的原因

　　1. 新生儿自身疾病，如呼吸道阻塞、颅内出血、先天性畸形是新生儿窒息的重要原因。早产儿由于肺部未完全发育，容易出现呼吸困难。

　　2. 因奶嘴的孔过大，奶瓶中奶汁流速过快或未拍嗝而出现呕吐，导致奶液呛入气管而发生窒息。

　　3. 不慎喂入食物或误食玩具零件，导致窒息。

　　4. 母乳喂养时，母亲熟睡，乳房堵住新生儿口鼻无法呼吸。

　　5. 将新生儿包裹过紧，不能透气而缺氧窒息。

　　6. 新生儿俯卧时枕头和毛巾堵住口鼻，无法自行移开导致不能呼吸。

二、新生儿窒息的症状

1. 皮肤颜色异常：皮肤发绀或苍白，口唇暗紫。

2. 呼吸异常：呼吸微弱或无呼吸，哭声弱，呼吸频率增快或不规则。

3. 心率异常：心率＜100次/分钟，或心跳不规则、弱，心率＜80次/分钟。

4. 四肢张力减弱：四肢活动时很松软，感觉阻力很小或没有阻力。

5. 反应异常：对外界刺激包括疼痛刺激反应很弱或无反应。

6. 声音嘶哑或失声：吸气时伴有喉鸣及胸部软组织内陷。

这些症状可能表明新生儿存在严重的呼吸问题，须紧急告知医生、护士。

三、新生儿窒息的预防及处理原则

（一）新生儿窒息的预防措施

1. 按需喂奶，避免新生儿饥饿哭闹时吞入大量空气。

2. 喂哺新生儿时，使其头部略高于腹部。

3. 喂奶后及时拍嗝，避免吐奶。

4. 喂奶前检查新生儿鼻腔是否通畅。

5. 新生儿睡觉时应有自己的小床，不要和照顾者睡在同一张床上，保持婴儿床清洁，无杂物。

6. 重视安全教育，并保持环境安全，尽量避免幼儿独处。

（二）窒息的处理原则

1. 从窒息到死亡的抢救窗口只有5分钟，第一时间打急救电话求助。

2. 专业人员到来前，护理员要迅速进行抢救。

四、岗位技能训练：海姆立克急救法

【典型案例】

　　赵某，男，生后28天，月嫂在逗其玩时不慎将一枚糖果掉入婴儿口中，婴儿出现面部发绀。

（一）操作前准备

　　1.医疗护理员准备：着装整洁，清洗双手，立于新生儿足侧，单膝跪下或取坐位。

　　2.环境准备：房间环境安静整洁，光线充足、柔和。

　　3.物品准备：尿裤及衣服。

（二）操作步骤

　　1.紧急处理

　　（1）将新生儿趴在医疗护理员大腿上；面朝下，头低脚高体位。

　　（2）迅速地将新生儿头朝下倾斜，并用一只手托住下颌，另一只手拍击背部（图10-5）。

　　（3）将新生儿翻过来，用食指和中指，按压5次胸部正中，即两乳头连线中点（图10-6）。

　　（4）两姿势交替进行，直到堵塞物被喷出。

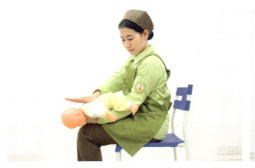

图 10-5　新生儿海姆立克急救法姿势一

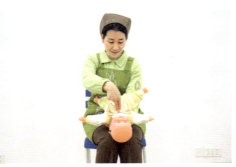

图 10-6　新生儿海姆立克急救法姿势二

（三）注意事项

1. 一手固定住新生儿头部，将其面部朝下，保持头低脚高体位。

2. 不要直接拍新生儿后背，也不可以把手伸进其口腔内抠取堵塞物，这样做反而会使堵塞物进入更深的气管。

3. 一旦发现新生儿意识丧失，立即拨打"120"急救电话，将其置于仰卧位，开始进行心肺复苏。

第十一章　常见老年慢性疾病患者照护

第一节　老年高血压患者照护

【导语】

　　高血压是老年人常见病，由于人口老龄化，高血压的发病率逐步呈现上升趋势，影响老年人的生活质量。本节主要从高血压的概念、症状及照护进行阐述，旨在为医疗护理员在日常照护中能根据患者情况制定具体照护措施，对防止患者血压升高起着重要作用，促进患者康复。

【学习目标】

　　1. 了解高血压的概念。

　　2. 熟悉高血压的主要临床症状。

　　3. 掌握老年高血压患者的照护知识。

　　4. 掌握测量血压的操作技能。

一、高血压的概念

　　血液在血管中流动时、对血管壁的压力叫血压。收缩压是指心脏收缩时血液对血管壁的压力，舒张压是指心脏舒张时血液对血管壁的压力。成人在未用抗高血压药情况下，收缩压≥140mmHg 和（或）舒张压≥90mmHg，为高血压。收缩压≥140mmHg 和舒张压＜90mmHg 单列为单纯性收缩期高血压。高血压按血压水平可分为 1、2、3 级。

二、高血压的主要临床症状

可有头晕、头痛、视力模糊、心悸、鼻出血等症状，当血压突然升高到一定程度时甚至会出现剧烈头痛、呕吐、眩晕等症状，严重时会发生神志不清、抽搐，这就属于急进性高血压和高血压危重症，多会在短期内发生严重的心、脑、肾等器官的损害和病变，如中风、心梗、肾衰等。

三、老年高血压患者的照护

1.休息与锻炼：注意休息，保证充足的睡眠，生活规律，如早睡早起，劳逸结合；坚持适当的有氧运动，如散步、打太极等，有助于稳定血压水平；避免剧烈运动，运动强度以维持微喘或微汗的程度为佳，运动时间每次至少30分钟，每周3～5次。

2.饮食照护：低盐、低脂饮食，每日食盐量不超过5g。饮食以多高纤维（糙米、大麦、燕麦）、多蔬果、少油脂、少调味料为主。忌烟、酒，食用油要选择植物油，每人每日烹调用油不超过25g。

3.用药照护：按时服药，不可擅自增减量或突然撤换药物，以免血压突然升高；发现血压过高时，及时报告医护人员，并嘱卧床休息1小时后再活动；服药后如有晕厥、恶心等不适应者立即平卧，并告知医护人员调整剂量；如出现血压过低或发生体位性低血压导致晕厥时，应立即使患者平卧，松解衣服，避免改变体位和搬动，同时向医护人员及家属报告。

4.心理照护：高血压患者常有焦虑、恐惧、抑郁的心理，医疗护理员应鼓励患者开朗、乐观，使其保持良好的心理状态；鼓励患者常听音乐，舒缓压力，陶冶情操。

5.指导患者进行自我监测：定期监测血压，并做好记录，一旦发现患者出现血压急剧升高、剧烈头痛、呕吐、大汗、视力模糊、面色及神志改变、肢体运动障碍等症状，立即就医。

6.主要并发症的照护。

（1）高血压危象：因紧张、疲劳、寒冷、突然停服降压药等诱因引起血压突然升高，以收缩压升高为主，可达 260mmHg 以上，患者出现头痛、烦躁、心悸、多汗、恶心、呕吐、面色苍白或潮红、视力模糊等严重症状，为高血压危象。患者一旦出现上述症状，应抬高床头、给予吸氧、安慰患者避免躁动、使其保持安静，并立即与医护人员联系，并协助医生、护士迅速救治。

（2）高血压心脏病：早期患者只在劳累时出现心跳、气急等现象。随着病情加重，即使在休息时也会觉得气急、心跳，浮肿也慢慢出现。严重者出现呼吸困难。照护方法按心力衰竭患者照护（详见第二章第二节）。

（3）高血压脑病：患者可出现剧烈头痛、呕吐、神志改变，严重者抽搐甚至昏迷。老年人因脑动脉硬化，血压突然升高，易发生脑血管破裂出血（脑出血），患者立即昏迷，跌倒在地。还可因血管堵塞引起脑血栓形成，症状与脑出血相似，如半身瘫痪和失语等。此时按脑卒中患者进行照护（详见第五章第一节）。

（4）高血压肾病：患者早期没有不适症状，小便也无异常；随着肾功能逐渐减退，出现夜间尿频、多、尿色清淡，最终可导致肾功能衰竭（尿毒症）。此时按肾功能衰竭患者进行照护（详见第四章第一节）。

四、岗位技能训练：测量血压（臂式电子血压计）

【典型案例】

　　王某，男性，70 岁。诊断原发性高血压 15 年，遵医嘱服用依那普利和氢氯噻嗪联合降压治疗，效果好，血压能维持正常，近期与老伴因家中琐事闹矛盾，失眠，以致反复头晕、头痛，加重 1 周。

（一）操作前准备及评估

1. 仪表端庄，着装整洁，洗手。

2. 物品准备：电子血压计。

3. 评估要点：患者的病情、用药情况，手臂有无破损或瘢痕，患者的配合程度，患者是否运动。

（二）操作流程

1. 核对患者床号、姓名、腕带。

2. 向患者解释操作目的、配合要点，询问是否需要大小便。

3. 摆放体位：协助患者取坐位或者仰卧位，使肱动脉与心脏在同一水平面，卷袖并暴露上臂，手臂伸直，掌心向上。

4. 缠袖带：检查袖带是否漏气，排净袖带内空气，将袖带平整于上臂，袖带下缘距肘窝 2 ～ 3cm，松紧以能插入一手指为宜（图 11-1）。

5. 量血压：按"开始"键测量血压，嘱患者保持体位不动，读取血压数据，整理、记录；协助患者整理好衣物及床单位，洗手后及时记录，如有异常要及时报告并处理（图 11-2）。

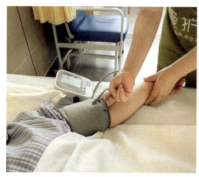

图 11-1　缠袖带

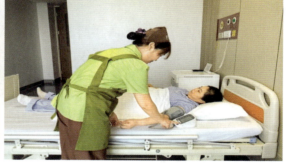

图 11-2　为患者测量血压

（三）注意事项

1. 测量血压"四定"：定时间、定部位、定体位、定血压计。

2. 活动后稍微休息 5 ～ 10 分钟再测量，以免出现误差。

第二节　帕金森病老年患者照护

【导语】

　　帕金森病是中老年患者椎体外系统变性疾病。该疾病致残率较高，严重影响患者自理能力，容易引发患者在心理与情感方面的双重障碍。本节主要对帕金森病的概念、症状及照护进行阐述，旨在使护理员在日常照护中能根据患者情况制订具体照护措施，促进患者身心康复，提高生活质量。

【学习目标】

1. 了解帕金森病的概念。
2. 了解帕金森病的症状。
3. 掌握帕金森病老年患者的照护要点。
4. 掌握噎食应急处理的操作。

一、帕金森病的概念

　　帕金森病是一种病因不明的慢性进行性疾病，多于 60 岁以后发病，起病隐匿，进展缓慢，以黑质多巴胺能神经元变性、缺失和路易小体形成为特征。临床上以静止性震颤、运动迟缓、肌强直和姿势步态异常为特征。

二、帕金森病的主要症状

　　1. 静止性震颤：多从一侧手指开始，活动时减轻，紧张或激动时加重，睡眠时消失，典型表现是拇指与屈曲的食指间呈"搓丸样"动作。

　　2. 肌强直：四肢、躯干、头部和面部均可受累，严重时患者可出现特殊的屈曲体位或姿势。

　　3. 运动迟缓：随意运动缓慢、减少；表情呆板，很少眨眼，称"面具脸"；

书写困难，字弯曲不正，越写越小，称"写字过小征"；日常生活，如解系鞋带和扣纽扣、洗脸、刷牙和穿脱衣等动作有困难；咀嚼、吞吐、说话均有困难，出现流涎。

4. 姿势步态异常：站立时，头前倾，躯干俯屈，膝稍屈，容易向后跌倒；起步困难且慢，行走时步伐小，但越走越快，不能及时停步，呈慌张步态。

三、帕金森病老年患者的照护要点

1. 日常照护：包括环境管理、饮食管理、注意个人卫生、采取有效沟通方式、提供生活便利等。

2. 病情观察：

（1）评估：评估患者饮食及营养状况，注意每日进食量和食品的组成；了解患者的精神状况和体重变化，评估患者的皮肤、尿量；观察体温、呼吸、脉搏、血压等生命体征；评估患者活动能力，防止摔倒或跌伤发生。

（2）对症照护：注意胃食管反流，及时吸出口腔内反流物，防止窒息和肺炎。保持口腔清洁，防止口腔炎；卧床患者保持床单清洁、干燥，定时翻身、拍背，做好骨突处保护，预防压疮；保持大小便通畅，对于顽固性便秘患者，每日双手顺时针按摩腹部，促进肠蠕动，还可适量服食蜂蜜、麻油等帮助通便，必要时给予开塞露塞肛、人工通便等；对排尿困难的患者应指导其精神放松、腹部按摩、热敷以刺激排尿，膀胱充盈无法排尿时应向医护人员报告协助处理；进食困难的患者，根据病情需要，遵医嘱使用鼻饲流质或经皮胃管（胃造瘘术）进食。

（3）用药照护：按时用药，告知患者本病需要长期或终身服药治疗；观察用药后的疗效及不良反应，观察震颤、肌强直和其他运动功能、语言功能的改善程度，如患者的起坐速度、写字、梳头、扣纽扣、系鞋带等动作，以确定药物疗效。

3. 康复照护：

（1）运动功能训练：着重于各关节活动范围的训练，以维持四肢和躯干各关节的活动，特别需要进行手部精细动作锻炼，如系纽扣、穿衣服、拿筷子等（图 11-3）。

（2）身体姿势训练：矫正躯干和四肢的屈曲姿势，反复训练患者保持躯干直立和四肢的良好姿态。

（3）步行步态训练：步行时双眼直视，上肢与下肢需要保持协同合拍动作，逐步纠正小步和慌张步态；步行时足尖尽量抬高，跨步要慢，步距要小，并做左右转和前后进退的训练。

（4）言语发音训练：言语锻炼可对镜操练，如大声反复发"o"和"e"音，增加舌头、口唇动作范围，反复训练可提高语言强度和言语速度。

（5）基本动作训练：重症患者可以在床上进行坐位、卧位和翻身、左侧位、右侧位等体位变动的训练。

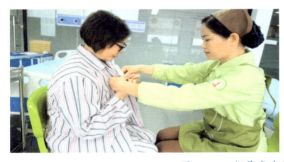
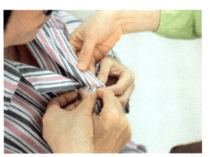

图 11-3　指导患者扣纽扣

四、岗位技能训练：噎食应急处理

【典型案例】

李某，男性，72岁，右侧肢体震颤、强直、走路不稳、慌张步态6年，吃香蕉时不小心被噎。

（一）操作前准备及评估

1.仪表端庄，着装整洁。

2.评估要点：患者噎食程度。

（1）轻度噎食：患者咳嗽不断，面色为紫红色，讲话不能连续。

（2）重度噎食：患者无咳嗽，面色发绀，不能讲话。

（二）操作流程

1. 发现噎食者，就地急救，分秒必争。立即用中指、示指从患者口腔中抠出或用食管钳取出异物，同时通知医护人员。

2. 让清醒的患者继续咳嗽，尽可能地将异物咳出。将患者弯腰，护理员用掌拍打被噎者的背部，借助震动，帮助排出异物。

3. 采用海姆立克急救法（图11-4），双手环绕患者腰间，让其头部向下，左手握拳并用拇指突起部顶住患者上腹部肋缘下，右手握住左拳，向后上方用力推压。反复操作，直到异物排出。

（三）注意事项

1. 在帮助被噎者排出异物的过程中，切勿用力过猛，以免引起更严重的症状。

2. 抢救者站在噎食者身后，噎食者两脚张开，抢救者一脚踏于噎食者两脚中间。

3. 抢救者右手定位，左手握拳，虎口朝内，置于肚脐与胸骨之间。

4. 如噎食者太胖，抢救者不能环抱其腹部，即施行胸部挤压法。

5. 注意观察患者面色及呼吸情况。

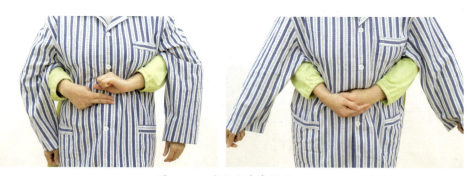

图11-4　海姆立克急救法

第三节　行动能力下降老年人照护

【导语】

　　因增龄及疾病的影响，近1/3的老年人存在行动能力下降，存在跌倒、静脉血栓、压力性损伤，甚至失能等风险，因此给予行动照护，对维持行动能力下降老年人的功能状态和生活质量具有重要意义。本节主要介绍对行动能力下降老年人的照护，旨在降低老年人发生不良事件的风险。

【学习目标】

　　1. 了解老年人行动能力下降的概念。

　　2. 了解老年人行动能力下降的表现。

　　3. 掌握行动能力下降老年人的照护要点。

　　4. 掌握协助患者使用助行器的技能。

一、老年人行动能力下降的概念

　　老年人行动能力下降是指老年人机体运动能力降低，导致无法安全地单独活动或行走，通常表现为移动困难、步速下降、步行或爬楼梯有困难等。

二、老年人行动能力下降的表现

　　老年人行动能力下降的表现主要包括行动迟缓无力、反应迟钝、手脚不灵活、记忆力减退、多疑、言语障碍、手抖、肌肉僵硬、姿势步态异常、头晕、头痛、视物不清、一侧肢体活动受限等。

三、行动能力下降老年人的照护要点

　　1. 改善骨骼肌肉功能，增强行动能力和整体活力。

（1）多种方式的锻炼，包括不断加强的力量抗阻训练和其他运动（平衡、灵活性和有氧锻炼）。如健步走、慢跑、举哑铃（图11-5）、打太极、八段锦等。营养缺乏的老年人应补充营养剂，并为其提供饮食指导。

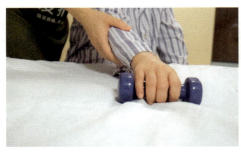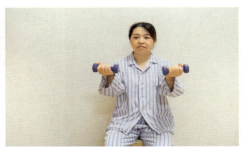

图 11-5　抗阻训练举哑铃指导

（2）定期检查听力，提供听力筛查和相应的助听设备。

（3）定期检查视力，给予综合眼部保健；提供矫正眼镜，施行白内障手术，进行适老环境改造等。

2. 预防发生严重的认知障碍，促进心理健康。

认知障碍会影响老年人处理日常事务的能力以及社会功能，导致出现心理问题，护理员可配合医护人员及家属进行认知刺激疗法和心理干预，如和患者做一些游戏、剪纸、读书报来改善患者的认知，预防脑力严重衰退。

3. 管理尿失禁（即无意识排出尿液）问题。

尿失禁会造成老年人心理影响，如丧失尊严，社会活动和性行为受限，以及抑郁症等。可以通过训练盆底肌肉加强尿道周边肌肉，提高尿道闭合度，如提肛运动，以有效控制尿液泄漏；对有认知障碍的老年人进行排尿提示。

4. 预防跌倒。

跌倒是老年人住院和受伤死亡的主要原因。跌倒原因多种多样，有环境因素（如地毯松散、物品杂乱、光线不足等），也有个体因素（如视力下降等）。运动、理疗、住所适老化隐患评估和改造，必要时戒断精神药物，能够降低老年人跌倒风险。

5.心理照护和支持。

行动能力下降的老年人面临较大的心理压力和抑郁症风险，医疗护理员应多关心、鼓励老人，给予心理支持，避免出现抑郁症或老年孤独症。

四、岗位技能训练：协助患者使用助行器

 【典型案例】

> 刘某，男，72岁，3年前脑卒中致右侧肢体偏瘫、肌力Ⅳ级，左侧肢体肌力Ⅴ级，近日感冒后体力下降，致行动能力下降。

（一）操作前准备及评估

1.仪表端庄，着装整洁，洗手。

2.物品准备：手杖或助行器。

3.评估要点：老人的肌力、肢体活动情况、步态、手杖或助行器使用及掌握情况，手杖或助行器性能是否完好。

（二）操作步骤

1.协助患者从椅子上起立站稳。

2.让患者双手握住助行器的扶手，将重心稳落至助行器上。

3.患者提起助行器置于身前约一步距离。

4.随后迈出右下肢，右足跟落于助行器后支架位置。

5.左下肢再跟进，与右下肢并排。

6.重复迈步向前。

（三）注意事项

老人用助行器行走时，医疗护理员应在旁照护，注意观察，如老人有体力不支或重心不稳应停止行走。

第四节　失能与半失能老年人照护

【导语】

　　随着社会老龄化程度的加深，失能、半失能老年人的数量不断增加，家庭照护需求日益增长。许多家庭成员缺乏专业的照护知识和技能，难以满足失能、半失能老年人的照护需求，导致照护质量不高。本节介绍失能与半失能老年人的生活照护、基础照护和康复的照护，旨在为医疗护理员学习失能与半失能老年人的照护知识，以提高失能与半失能老人的生活质量。

【学习目标】

　　1. 了解失能与半失能老年人的概念。

　　2. 熟悉老年人能力等级的划分。

　　3. 掌握失能与半失能老年人的照护。

　　4. 掌握失能与半失能老年人的进食照护操作技能。

一、失能与半失能老年人的概念

　　失能老年人是指因衰老、患病、创伤而致部分或全部生活自理能力丧失的老年人，通常用能力等级来反映；半失能老年人指生活自理能力受限、需要一定程度的照顾和帮助，但不需要全天候护理的老年人。

二、老年人能力等级

　　老年人能力分为能力完好、能力轻度受损（轻度失能）、能力中度受损（中度失能）、能力重度受损（重度失能）、能力完全丧失（完全失能）5个等级。

三、失能与半失能老年人的照护

（一）日常生活照护

1. 居住环境：确保老年人的居住环境清洁、整齐、安静，房间要每日定时开窗通风，保持空气新鲜和采光充足。床上用品需经常更换和清洗，保持整洁。

2. 饮食安排。

（1）由于老年人咀嚼功能差，同时消化系统功能减退，因此应以软食、半流质或流质饮食为主，食物应粗细搭配，清淡，含有高维生素、高钙、低胆固醇、适量优质蛋白。提倡多吃新鲜蔬菜、水果、豆制品、瘦肉、鱼、蛋等食物，少吃油腻、辛辣食物。每日要足量饮水，每日饮水 1500 ～ 2000mL。但需注意特殊情况如限水患者的饮水控制。

（2）协助卧床老年人坐起或抬高床头 30°～ 60°，膝下或背部垫软枕。进食结束后保持坐位至少 30 分钟，防止食物反流引起误吸。注意观察老年人，如老年人出现咳嗽、呼吸不畅、发绀等症状，应参照噎食进行处理。

3. 个人卫生：协助老年人进行日常清洁，如洗头、擦浴等；洗头时水温要适宜，避免老人着凉。擦浴时保持皮肤卫生，防止皮肤感染和皮肤病的发生。清洁时要注意保护老年人的隐私，尊重老年人的意愿和习惯。

4. 自理能力训练：鼓励并协助老年人进行自理能力的训练，包括进食训练、穿脱衣物训练、打理个人卫生训练、大便功能训练、膀胱功能训练等，鼓励老年人独立进行日常生活活动，在训练时要考量老年人的能力，避免过度训练。

（二）健康管理与疾病预防

1. 健康管理：对于患有高血压、糖尿病等慢性病的老年人，应定期监测相关指标，如血压、血糖等，并记录好测量结果；出现病情变化时，应及时告知医护人员。

2. 重视安全，防止意外发生：针对引起老年人失能和半失能的主要原因，如脑卒中、跌倒等，采取相应的预防措施，如定期为老年人翻身，避免压疮的发生；使用防滑鞋和助行器具，防止跌倒等；同时预防管道滑脱、误吸（或噎食）、烫伤等；预防感染，包括尿路感染及肺部感染等。

（三）心理支持与情感交流

1.尊重与倾听：失能老年人往往自尊心较强，希望得到他人的尊重和夸奖，在照护过程中，应尊重老年人的所有生理和心理变化，耐心倾听他们的倾诉。

2.称赞与引导：用积极的语言和动作给予老年人正面的心理暗示，如称赞他们的进步和努力；同时，鼓励老年人参与力所能及的集体活动，增添生活趣味，转移注意力。

3.情感交流：加强与老年人的情感交流，特别是离退休干部等心理需求较高的老人。

4.认知训练：进行简单的认知训练，如记忆、思维等，延缓认知衰退。

综上所述，针对失能与半失能老年人的照护需要综合考虑多个方面，包括日常生活照料、健康管理与疾病预防、心理支持与情感交流等。通过综合性照护，更能为失能与半失能老年人提供更加全面、专业、温馨的照护服务。

四、岗位技能训练：进食照护操作技能

【典型案例】

> 李某，女，81岁，高血压脑梗后，双手不能拿餐具，需要协助进食。

（一）操作准备及评估

1.仪表端庄，着装整洁，洗手，戴口罩。

2.物品准备：餐具、温度适宜的食物、毛巾或纸巾。

3.评估要点：老年人的意识、吞咽功能及配合程度；食物性状、进食方式及进食量。

（二）操作步骤

1.协助老年人取半卧位或坐位。

2.测试食物温度，以前臂掌侧下缘测温不烫为宜。

3. 在老年人右侧喂食。

4. 使用汤匙喂食，每次一口，每口食物量为汤匙的 1/3 为宜。

5. 待老年人完全吞下后再喂下一口，直至喂饱。

6. 协助老年人漱口，擦净口周。

7. 保持体位 30 分钟后取舒适体位。

（三）注意事项

喂食时注意观察老年人有无异常，如有异常应停止喂食，立即处理并报告医护人员及家属。

第十二章　善终照护

第一节　死亡的认知

【导语】

　　死亡是生命的一个过程，每个人都必须面对死亡，但很多人不知如何坦然面对死亡，通常抱有恐惧、痛苦、绝望的态度。本节介绍死亡的定义、死亡过程的生理变化及死亡教育内容，旨在帮助医疗护理员树立正确的死亡观，为临终患者及其家属提供人性化服务。

【学习目标】

　　1. 了解死亡的定义。

　　2. 了解死亡过程的生理变化。

　　3. 熟悉死亡教育的内容。

一、死亡的定义

　　死亡即是其一切生命特征的丧失且永久性的终止，而最终变成无生命特征的物体。

二、死亡过程的生理变化

　　死亡过程生理的改变是生命逐渐走向生死边缘的过程，身体机能的失代偿导致各种生命体征的减弱，直至走向严重的失代偿状态。

　　1. 意识的改变：处于疲乏状态，更多的时间处于睡眠状态，清醒状态很短，很难被家人发现，导致家属错过与照护对象沟通交流的机会。

2. 呼吸系统改变：出现张口呼吸、潮式呼吸、深大呼吸，常可伴有喘鸣音、鼾音，往往会认为是患者呼吸费力。

3. 循环系统改变：心功能衰竭，血压降低、脉搏微弱不规则，发绀，缺氧导致皮肤苍白、湿冷，口唇、指甲灰白，进而患者外观改变。

4. 消化及泌尿系统改变：恶心、腹胀，肠道功能紊乱，便秘、大便失禁，肾功能衰竭导致尿少、无尿、全身水肿，如皮肤因水肿而透亮，全身沉重不易搬动，大小便失禁。

三、死亡教育

死亡教育就是帮助人们在面对他人和自己的死亡时寻求良好的心理支持。

1. 死亡教育的目的是对临终患者进行死亡教育，让人们消除对死亡的恐惧，安稳舒适地走向生命的终点。这既是医护的重要职责，也是安宁照护的任务之一。

2. 死亡教育的内容。

（1）国外的死亡教育。从 20 世纪 80 年代起，西方一些国家就开始在学校实施生命和死亡教育，帮助学生了解生命与死亡，以理解的态度面对生命中的挫折乃至死亡问题。如美国、英国在学校开设死亡教育课程；德国墓园建在城市黄金地段，愿意与死人朝夕相处；日本的死亡教育课程从生命的起始、成长到结束，教导儿童正确面对失亲的痛楚；韩国推行"假死体验"。

（2）中国的死亡文化。国内的学校对死亡教育极少，国民死亡教育也很少。在中国文化里，人死从不言死，常称"寿终""病故""亡故""逝世""去世"等，民间常用"走""去""没了"等代替"死"。对死亡的回避导致死亡是恐惧、神秘、不可预知的，害怕接受和面对，进而认为死亡是人生中很痛苦的人生经历。大千世界里的人，无论尊卑贵贱，荣辱贫富，都无一例外地遵循着"生、长、壮、老、病、死"的自然规律。

（3）学习死亡知识，理解生与死是人类自然生命历程的必然组成部分，从而树立科学、合理、健康的死亡观。

（4）临终者的心理阶段。

①否认期：患者拒绝接受事实，这是一种防卫机制，可减少不良信息对患者的刺激。

②愤怒期：患者常表现为生气与被激怒，往往将愤怒的情绪向医护人员、朋友、家属等宣泄以弥补内心的不平。

③协议期：患者开始接受和逐步适应痛苦的现实，求生的欲望促使患者与疾病抗争，此期患者变得和善，能积极配合治疗。

④忧郁期：患者产生很强烈的失落感，出现悲伤、沉默、哭泣等反应。

⑤接受期：为临终的最后阶段。患者接受即将面临死亡的事实，喜欢独处，睡眠时间增加，静待死亡的到来。

（5）丧失的悲伤。

为临终患者及其家属提供舒适照护和哀伤辅导，帮助临终患者安宁度过人生的最后一段旅程，帮助家属顺利度过哀伤期。

第二节 终末期善终照护

【导语】

善终照护，也被称为临终关怀、安宁疗护或善终服务，是一种为临终者及其家属提供全面照顾的服务。本节主要从善终照护的概念、终末期的舒适照护、心理照护进行阐述，旨在使医疗护理员能够帮助临终者在生命的最后阶段舒适、安详、有尊严地度过，同时也为家属提供心理支持和哀伤辅导。

【学习目标】

1. 了解善终照护的概念。
2. 对临终者进行善终照护计划的评估。
3. 掌握善终照护的服务内容、具体要点和心理照护。
4. 掌握自杀防范与应急处理。

一、善终照护的概念

善终照护起源于英国，并在欧美及澳洲等地得到广泛推广。它是一种基于尊重生命、尊重垂死患者权利的服务理念，强调在生命的最后阶段，患者应得到妥善的照顾和关怀，以减轻身心痛苦，舒适、平静和有尊严地离世。在我国，善终照护仍处于起步阶段，但近年来随着人口老龄化和社会对生命质量重视程度的提高，其发展速度逐渐加快。

二、善终照护计划的评估

1. 评估生命体征、意识状态及合作程度。
2. 评估疼痛、呼吸困难、恶心、呕吐、尿潴留、睡眠障碍及谵妄等症状。
3. 评估文化习俗、信仰、对死亡的态度及情绪表现。

4. 评估家庭、心理需求及社会支持情况。

三、善终照护的服务内容

1. 身体照护：通过专业的医疗和护理手段，减轻患者的疼痛和其他不适症状，提高患者的生存质量。

2. 心理支持：为患者及家属提供心理咨询和疏导服务，帮助他们面对死亡带来的恐惧和焦虑。鼓励家属陪伴，鼓励外地家属探望，每次探望时家属的问候，给家属创造表达情感的机会，家属适时表达感谢，临终时鼓励家人及时告别，抓住照护对象最后清醒的宝贵时间。

3. 灵性关怀：尊重患者的信仰和价值观，提供灵性上的支持和慰藉。主动询问照护对象的遗愿，积极帮助照护对象完成心愿，如最想见到的人，最想吃的食物，最喜欢的衣服等。

4. 社会支持：协助患者及家属处理与死亡相关的社会事务，如后事安排等。

四、善终照护的具体要点

1. 提供温馨、安静、舒适的环境，保持空气清新、温湿度及光线适宜。

2. 对症处理，减轻疼痛、呼吸困难、咳嗽咳痰、恶心、呕吐、口干、腹胀、便秘、尿潴留、发热、睡眠障碍及谵妄等症状。

3. 协助取舒适卧位，穿舒适、宽松、穿脱方便的衣着服饰，给予生活护理，满足基本生理需要。

4. 尊重临终者文化、习俗和信仰，主动了解临终者在生活和饮食方面的禁忌。

5. 鼓励临终者表述内心的恐惧和不安，通过陪伴、倾听、触摸及播放音乐等方法增强安全感，减轻不适。

6. 鼓励亲友陪伴并参与生活护理，组织家庭聚会，与老年临终患者共同回忆生命历程。

五、心理照护

一个人在死亡前，会出现不同的心理反应，大多会经历以下五个阶段：否认、愤怒、讨价还价、沮丧、接受。不同阶段出现不同层次的心理需求。但很多时候临终者没有能力表达，或是不愿麻烦家人而不想表达。

此时，很多家属也许更关注临终者还能生存多长时间，还有什么更好的治疗方案，能不能缓解临终者的疼痛，如何让临终者更安静地走，甚至是关注后事的安排。

而临终者更需要的是陪伴，关心，情感的表达。生命对每个人都是有限的，但亲情及各种爱的情感不会因死亡而磨灭，会留在所有人的记忆里。

护理员应在最后或短或长的陪伴过程中，鼓励临终者更好地表达自己情感的需要，对过往经历的感恩、感谢，使临终者认为在过往的人生中得到肯定和赞美，让其满足无憾。

六、岗位技能训练：自杀防范与应急处理

【典型案例】

李某，女，49岁，胸闷、咳嗽、咳痰、咯血1个月，CT提示右上肺占位。患者得知CT检查结果后，心理压力极大、情绪低落、焦虑、失眠，以致抑郁。

（一）操作前准备及评估要点

1.操作者自身仪表端庄，掌握自杀防范与应急处理知识。

2.保持环境安静、舒适、清洁、安全。

3.评估要点：评估患者病情、年龄、文化程度、治疗情况、饮食与睡眠、经济条件；评估患者的心理状况及家庭、社会支持系统。

（二）操作流程

1. 自杀的防范。

（1）评估患者心理状态，高危患者向医护人员汇报。

（2）重点关注患者，对病房内环境及危险物品进行清理排查，窗户限制开启程度，及时清除绷带、插线板、氧气管、引流管等特殊物品，发现安全隐患应及时排除。

（3）安全告知患者家属，若患者在卫生间时间过久，需呼叫患者，防止在卫生间自杀。高危患者住院期间家属应 24 小时陪同，或由专人陪护，患者不得随意外出。

（4）有效沟通，护理员对患者进行关怀性沟通，促进患者与家属、朋友的交流，及时解决患者问题。

（5）鼓励家属对患者关心、支持，做好病房内患者间关系的维护。

（6）保持警惕，注意观察患者的言行举止，如交代私人财物、银行卡密码、保险等相关事宜，立即告知医护人员。在夜间不能放松警惕，一旦发现患者离开病床，应关心询问患者的去向，跟随患者。勿将水果刀、绳索等可用作自杀工具的危险器具带入病房。

2. 自杀的应急处理。

（1）一旦发现患者自杀，立即报告医护人员，配合医护人员进行抢救。

（2）通知家属，报告医院主管或领班。

（3）注意保护现场，配合相关部门通知公安部门。

（4）记录事件发生的地点、过程、处理经过等。

（5）安抚家属，协助做好善后工作。

（三）注意事项

1. 注意保护患者的隐私。

2. 工作中要细心、耐心回答患者的问题，避免患者情绪激动。

第十三章　中医养生与照护

第一节　中医膳食调养与照护

【导语】

　　中医膳食是在中医药理论指导下，将不同药物与食物进行合理组方配伍，采用传统和现代科学技术加工制作，具有独特的色、香、味、形、效，以及有保健、防病、治病等作用的特殊膳食。本节旨在通过学习为患者调配个性化的中医膳食，以食养身，以心照护，让患者在温馨和关爱中重获健康与活力。

【学习目标】

1. 了解食物的四性和五味。
2. 了解常见食材的性味、功效及应用宜忌。
3. 掌握中医膳食调养的基本要求及膳食配伍禁忌。
4. 能根据患者的体质、病情和季节变化，制订个性化的膳食调理方案。

一、食物的特性

（一）食物的四性和五味

　　性是指食物具有的不同属性，包括寒、凉、温、热四性，习称"四气"，加上无明显偏性作用的平性，又可称为"五性"。所谓五味，是指辛、甘、酸、苦、咸五种不同的味道，另外还包括淡味和涩味，因而实际上不止五种。

（二）常见食物的性味、功效、应用宜忌

食物按性质可分为温性、热性、凉性、寒性、平性五大类，常见食物的性味、功效和应用宜忌见表13-1至表13-5。

表 13-1 温性食物

食物名称	性味	功效	应用宜忌
鸡肉	性温，味甘	健脾补虚，益气养血	宜：体虚，气血不足，阳虚畏寒，纳呆 忌：湿热证，痼疾和疮疡等皮肤病忌公鸡肉
牛肉	性温，味甘	补中益气，健脾养胃	宜：脾胃虚弱，气血虚亏 忌：痼疾和疮疡等皮肤病
韭菜	性温，味辛	温中行气，温肾	宜：呕吐呃逆，便秘，阳痿 忌：阴虚内热，胃热，目疾，疮疡
荔枝	性微温，味甘、酸	养血填精，益气补心	宜：久病体弱，呃逆，腹泻 忌：血证，素体热盛及阴虚火旺者

表 13-2 热性食物

食物名称	性味	功效	应用宜忌
狗肉	性热，味甘、咸	补中益气，温肾壮阳	宜：脾肾阳虚，腰膝酸软 忌：热证，阴虚，出血性疾病，妊娠
辣椒	性热，味辛	温中散寒，健胃消食	宜：寒凝腹痛吐泻，纳少，风寒湿痹 忌：热证，目疾，疖肿，痔疮，血症，妊娠
大蒜	性热，味辛	温中消食，解毒	宜：外感疫毒，风寒，痢疾，食欲不振 忌：阴虚火旺者慎用
白酒	性热，味辛、甘、苦	通脉，御寒，行药势	宜：气滞，血瘀，风寒湿痹 忌：热证，阴虚火热，血证

表 13-3 凉性食物

食物名称	性味	功效	应用宜忌
兔肉	性凉，味甘	补中益气，滋阴凉血	宜：乏力，消渴，阴虚失眠 忌：素体虚寒
甲鱼	性凉，味甘	滋阴凉血，养精填髓	宜：阴虚体弱，精气不足 忌：脾胃虚寒
菠菜	性凉，味甘	养血止血，润燥止渴	宜：血虚头晕，两目干涩，便秘，痔瘘便血 忌：脾虚泄泻，泌尿系统结石

续表

食物名称	性味	功效	应用宜忌
萝卜	性凉，味甘、辛	消食下气，清热化痰，解酒	宜：食积气胀，咳嗽痰多，口渴，伤酒 忌：脾胃虚寒。忌与人参等温补药同服
枇杷	性凉，味甘、酸	润肺，止渴，下气	宜：热病口渴，干咳 忌：脾虚便溏

表 13-4　寒性食物

食物名称	性味	功效	应用宜忌
鸭肉	性寒，味甘、咸	滋阴养胃，利水消肿	宜：阴虚内热 忌：外感风寒，脾虚泄泻
苦瓜	性寒，味苦	清热解毒，祛暑	宜：伤暑发热，热病口渴，目赤肿痛，热痢 忌：脾胃虚寒
莲藕	性寒，味甘	清热生津，凉血散瘀	宜：热病烦渴，热淋，出血证，熟食可健脾 忌：寒证。脾胃虚弱者宜熟食
西瓜	性寒，味甘	清热解暑，生津止渴	宜：中暑，高热烦渴，泌尿系统结石，口舌生疮 忌：中寒湿热，产后
梨	性寒，味甘、酸	清热生津，止咳消痰，醒酒	宜：肺热咳嗽，醉酒，热病津伤、便秘 忌：脾虚便溏，寒咳，胃寒呕吐，产后

表 13-5　平性食物

食物名称	性味	功效	应用宜忌
猪肉	性平，味甘	补气养血，益精填髓	宜：体质虚弱，营养不良，肌肤枯燥 忌：湿热、痰滞内蕴者慎食
鹅肉	性平，味甘	益气补虚，和胃止渴	宜：阴虚发热，胸闷 忌：湿热内蕴，高血压，疮疡
山药	性平，味甘	健脾益气，补肺益肾	宜：脾虚便溏，肺虚咳喘，肾虚带下，消渴 忌：湿盛中满，肠胃积滞
苹果	性平，味甘、酸	补心益气，生津和胃	宜：便秘，慢性腹泻，食欲不振 忌：不宜多食，多食令人腹胀
葡萄	性平，味甘、酸	补益气血，健胃利尿	宜：痿痹，食欲不振，小便涩痛 忌：多食生内热，不宜过食

二、四季膳食调养原则

1.春季：饮食宜辛温升散，以疏肝养肝为主，如芹菜炒猪肝、韭菜、黄豆芽、香菜等。忌生冷、酸涩之品，以免损伤阳气，妨碍肝气生发。

2.夏季：饮食宜祛暑生津，以清心护心为主，如金银花露、苋菜、西瓜、绿豆、绿豆芽、莲藕等。不宜过食生冷、寒凉之品，以免损伤脾阳；同时注意饮食卫生。

3.秋季：饮食宜生津润燥，以滋肺养肺为主，如杏仁、蜂蜜、银耳等。忌辛燥温热之品，以免温燥伤津。

4.冬季：饮食宜温补滋阴、以补肾为主，如牛肉、羊肉、核桃、枸杞、海参、鹿茸等。忌食生冷寒凉之品，以免损伤阳气。

三、中医膳食调养的基本要求

（一）饮食有节

1.适量进食。适量进食不仅能够维持健康的体重，还能促进消化系统的良好运作，确保身体获取必需的营养而不至于负担过重。

2.按时进食。按时进食有助于调节身体的生物钟，确保消化系统规律运作，从而维持血糖稳定和提升整体健康水平。

3.按需进食。根据个人身体的饥饿感和营养需求来合理安排饮食，有助于避免过度进食或营养不良，养成健康的饮食习惯。

（二）饮食平衡

1.种类均衡。饮食种类均衡能够确保身体获取到所有必需的营养素，包括蛋白质、碳水化合物、脂肪、维生素和矿物质，从而支持身体的正常功能和健康发展。

2.五味调和。饮食五味调和强调的是在饮食中平衡酸、甜、苦、辣、咸五种基本味道，这不仅能提升食物的口感享受，还有助于调和体内阴阳平衡，促进身体健康。

3.寒热适中。根据个人体质和季节变化选择适宜温度的食物，有助于维持身体的阴阳平衡，避免体内热气过盛或寒气过重，促进健康。

（三）饮食清淡

饮食清淡意味着减少油腻、辛辣和高盐食物的摄入，选择更多新鲜蔬果和清淡烹饪方式，有助于减轻肠胃负担，提升身体健康水平。

（四）合理烹制

饮食合理烹制旨在通过科学的烹饪方法和食材搭配，最大化保留食物的营养价值，同时提升食物的口感和风味，促进健康饮食习惯的养成。

四、膳食配伍禁忌

膳食配伍禁忌是指食物之间或食物与药物之间，由于各自成分、性质及功能的不同，在一起食用时可能产生的相互影响，甚至可能对人体健康造成不利影响。以下分别从食物与食物、食物与药物两个方面进行详细阐述。

（一）食物与食物

食物之间的配伍禁忌多种多样，以下是一些常见的例子。

1.猪肉：忌与乌梅、桔梗、苍术、荞麦、葵菜、鸽肉、鲫鱼、龟鳖、鹌鹑等同食，可能引发身体不适。

2.羊肉：忌与梅子、小豆、豆酱、荞麦、醋、菖蒲根等同食，容易引起消化不良或身体不适。

3.牛肉：与粟子同食可能引起呕吐，与韭菜同食易令人发热动火。

4.柿子：严禁与橘子、螃蟹、红薯等同食，易形成胃结石，引起胃胀、腹痛、呕吐等症状，严重时可导致胃出血。

5.香蕉：不宜与甘薯、芋头等同食，可能导致消化不良、腹胀。

6.豆腐：不宜与菠菜、牛奶、韭菜、糖、羊肉等同食，易使人缺钙或引起结石等问题。

7.菠菜：不可与蜂蜜、豆腐、韭菜等同食，易引起腹泻或影响钙的吸收。

8. 韭菜：不可与菠菜、蜂蜜等同食，易引起腹泻或心痛。

9. 海产品：与含维生素 C 丰富的水果（如柑橘、草莓、猕猴桃）同食，可能引发中毒；与啤酒同饮会加速体内尿酸形成，增加痛风风险。

10. 牛奶：忌与生鱼、酸性食物同食，会影响蛋白质的吸收。

11. 酒类：与柿子同食可能引起中毒，与胡萝卜同食则易使肝脏中毒。

（二）食物与药物

食物与药物之间的配伍禁忌同样需要重视，以下是 8 个典型例子。

1. 柚子：柚子中的活性成分可增强他汀类药物在血液中的浓度，增大药物的毒副作用。

2. 咖啡与药物：咖啡中的咖啡因会刺激胃酸分泌，增强布洛芬等药物对胃黏膜的刺激，甚至诱发胃出血；麻黄碱类感冒药与咖啡同服会加强药效，导致"过量服药"。

3. 酒与药物：酒进入人体后被氧化成乙醛，阿司匹林会妨碍乙醛的进一步氧化，造成乙醛蓄积，加重发热和全身疼痛症状，还可能引起肝损伤。

4. 果汁与药物：果汁中的果酸会加速抗生素的溶解，降低药效，并可能生成有害的中间产物。同时，果汁还会加剧阿司匹林对胃黏膜的刺激。

5. 茶与药物：茶水中的鞣质会沉淀黄连素中的生物碱，降低其药效，故服用黄连素前后不宜饮茶。

6. 牛奶与药物：牛奶会降低抗生素的活性，使药效无法充分发挥；服用止泻药期间饮用牛奶会加重腹泻症状。

7. 高钾食物与利尿剂：服用利尿剂期间，不宜同时食用富含钾的香蕉或橘子，以免钾在血液中蓄积，诱发心脏、血压方面的并发症。

8. 维生素 C 与海鲜：维生素 C 与海鲜中的五价砷成分反应生成具有毒性的三价砷，故两者不宜同时食用。

了解这些膳食配伍禁忌，有助于我们在日常生活中更加科学地选择和搭配食物，避免不必要的健康风险。同时，在服用药物时，也应注意与食物的配伍问题，以确保药物疗效的发挥和减少毒副作用。

五、岗位技能训练：苏子麻仁粥的制作

【典型案例】

黄某，女，65岁，近期常感排便困难，大便干燥，每周排便次数明显减少，诊断为功能性便秘。

（一）食材准备

紫苏子15g（图13-1）、火麻仁（图13-2）15g、粳米50g。

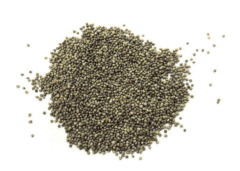

图13-1　紫苏子

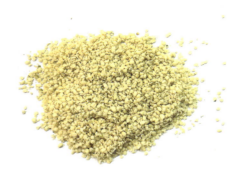

图13-2　火麻仁

（二）制作方法及用法

1.将紫苏子、火麻仁洗净，研磨为极细末，加水再研，滤汁去渣，备用。

2.将粳米淘洗干净，放入砂锅内，加入备用的汁煮粥，先武火煮沸，再用文火煮至烂熟。

3.每日1～2次，早、晚温热服用。

（三）功效

润肠通便，滋养补虚。适用于阴血津液亏虚，大肠失于濡润所致的便秘，老人和孕产妇便秘或习惯性便秘等。

第二节　中医功法养生

【导语】

　　中医功法养生是中医学的重要组成部分,在长期的历史发展过程中,形成了较为完整的理论和方法体系,并以其悠久的历史、独特的体系和卓越的疗效在中医养生中占有重要的地位。通过本节内容的学习,医疗护理员可掌握中医功法的养生之道,为患者提供更为科学、有效的护理服务。

【学习目标】

　　1.了解中医功法养生的概念。

　　2.了解中医功法养生的三要素。

　　3.了解中医养生功法的注意事项。

　　4.能根据患者的自身情况正确地选择并指导其练习功法。

一、中医功法养生的概念

　　中医功法养生是在中医养生理论的指导下,运用特定的方法配合呼吸及意念,调节人体身心健康的一种延年益寿的锻炼方法,如五禽戏、八段锦、六字诀、易筋经和太极拳。

二、中医功法养生的三要素

　　中医功法养生的三大要素是指练功中对姿势、呼吸、意念的要求,即调身、调息和调心。

三、中医功法养生的注意事项

（一）练功的时间和地点的选择

1. 锻炼时间最好安排在早晨，每日 30 ～ 60 分钟为宜。

2. 功法锻炼应选择安静、温暖、避风的场地或环境。

（二）练功的饮食调理

1. 不建议疲劳、空腹或饱腹练功，建议饭后 30 ～ 60 分钟进行锻炼为佳。

2. 在练功期间制订的食谱中，所选的食物既要可口，又要富于营养，而且要注意与功法的协同作用。

（三）练功前准备

1. 首先要端正功法锻炼态度，明确锻炼目的，树立信心。

2. 服装宜宽松，选用软底布鞋、球鞋、练功鞋等为宜。

（四）练功中的注意事项

1. 功法锻炼者应在有经验老师或医师的科学指导下，选择适宜的功法，确定适宜的运动量，有步骤、有计划、循序渐进地进行锻炼，并及时调整功法锻炼计划。

2. 功法锻炼中应做到身心放松，思想集中，心神合一，排除杂念。

（五）练功后的注意事项

1. 练功完毕，出汗后及时更衣保暖，不宜立即吹风或洗冷水澡。

2. 练功后注意休整，要注意劳逸适度。

3. 练功后如出现胸闷、胸痛、气短甚至咳血，应适当休息，或进行治疗后再循序练功。女子经期或孕期不宜练功。

四、岗位技能训练：六字诀（立位）的练习

【典型案例】

> 黄某，男，68 岁，长期吸烟者，近年来反复出现咳嗽、咳痰和呼吸困难。诊断为慢性阻塞性肺气肿后，虽经治疗，但症状仍有发作，日常生活受到一定的影响。

（一）练习前准备及评估

1. 选择在早上温暖避风、安静的环境进行。

2. 服装宜宽松，着练功鞋，饭后 30 ～ 60 分钟进行锻炼。

3. 身体放松，心态平和集中。

（二）练习流程

采用国家体育总局健身气功管理中心编创的"健身气功六字诀"指导患者进行训练，训练步骤为预备式—调息—嘘字诀—呵字诀—呼字诀—呬字诀—吹字诀—嘻字诀—调息—收式。训练过程中采用逆腹式呼吸法，即鼻吸气时，胸腔慢慢扩张，小腹微微内收保持下腹部肌肉及盆底肌紧张，横膈肌收缩下降；口呼气时，小腹部自然放松，微微隆起，呼吸末收缩肛门括约肌，横膈肌上升还原，呼气吐音，念六个字发音。调息方法采用鼻吸气，口吐气，采用匀细柔长的吐气法。训练强度为每日 1 次，每次 30 分钟，每周练习 5 天。

（三）注意事项

1. 练功者要根据自身的具体情况而定，对于受疾病限制无法完成上述运动时间或频率的患者，可进行间断练习，但需计算累计的运动时间，总时间不少于 30 分钟，患者没有出现呼吸困难，与安静时相比心率增加不少于 20 次 / 分钟、呼吸增加不少于 5 次 / 分钟为适宜的运动强度。

2. 按功法要求调匀呼吸，不可屏气、憋气、闭气、提气，以免自伤与走偏。在练功中如出现头晕、胸闷、胸痛、烦躁等不适感时，立即停止练功，寻求专业医师的帮助。

第十四章　博组客的由来及应用

一、博组客介绍

博组客成立于 2006 年，是一家以社区为基础的领先居家非营利组织，其创新性地使用独立的护理团队，提供高质量、相对低费用的居家护理服务，并不断创新护理模式，使客户能够居家养老并保持生活独立性。

博组客拥有 14250 名员工（1 万名护士、4200 名护理员、50 名总部办公室人员），从创立之日起为超过 50 万名客户提供服务，目前荷兰年营收在 4.4 亿欧元（约 31 亿元人民币）。

博组客由于其独特的创新性和成功的社区护理模式，获得了广泛的肯定。

二、博组客故事

这是一幅讲述荷兰社区照护故事的拼图（图 14-1），它来自博组客荷兰总部。

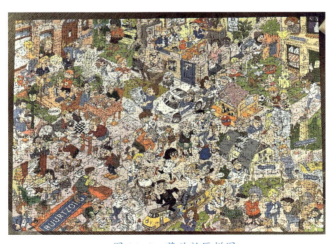

图 14-1　荷兰社区拼图

2006 年，在荷兰，零碎而复杂的居家照护服务体系让老人不知道如何寻求帮助，而社区护士也因为排满的工作无法真正了解老人需要什么样的服务。于是，博组客的创始人尤司·布洛克（Jos de Blok）和 3 位伙伴共同在荷兰的阿尔默洛成立了博组客——一种以患者为中心的创新的社区照护模式（Buurtzorg 在荷兰文里是"邻里关怀"的意思）。

博组客的护士到老人家里时，会先坐下来和老人一起喝杯咖啡，通过交流深入了解老人的生活方式、饮食习惯、经历过的病史及老人身边可以提供帮助的亲属和邻居的情况等，从生活的各个领域，了解老人的照护需求，为老人设计提供针对性更强的服务内容，获得老人和医疗护理员的充分认可。

因为服务需求的不断提高，博组客社区照护组织的规模也在不断增长，在荷兰，博组客已经有将近 15000 位护士和医疗护理员在提供服务。这样庞大的组织，在管理上却非常的扁平化，通过最多不超过 12 人的小团队，分成一个个的护理小组，队员们在照护领域中都有着各自的特长，他们合作分析、讨论病案、制定护理计划，通过自主管理方式，自主开展照护工作，使得博组客的工作氛围开心而又有成就感，灵活有效的照护方式使老人和家属感到满意。

三、博组客的照护模式

博组客的创始人尤司·布洛克决定改变居家护理的模式。

与其让护士像装配线般的工作，尤司让护士到老人家里的时候，花 20～30 分钟和老人喝杯咖啡，顺道谈谈老人的病史、目前治疗的方案、所遇到的问题、心理和生活上的挑战等（图 14-2）。护士用放松的方式为老人的身心进行全面的深度评估，而后完成护理计划。博组客通过以患者为中心和护士团队自主管理的照护模式在许多研究中获得肯定。

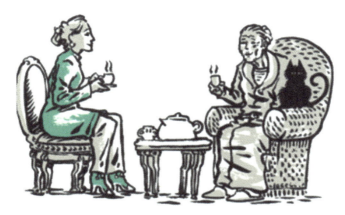

图 14-2　护士与老人沟通

　　由荷兰卫生部、福利和体育部授权，KPMG 制作的总结研究结果表明，相比于大多数荷兰居家照护机构，博组客是一个低成本、提供高质量服务的居家照护服务机构。根据 KPMG 的报告，博组客平均每位客户每年的居家照护支出低于市场平均值 20%，所需服务时间低于市场平均值 36%。

　　国内出版的几本相关书籍中，也对博组客的护理模式对荷兰养老服务带来的改变有较翔实的记载（图 14-3）。

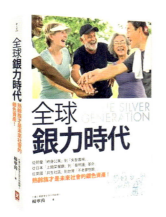
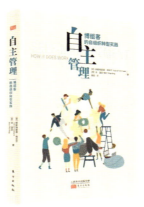
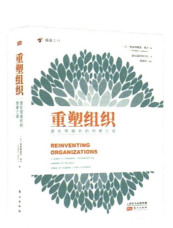

图 14-3　国内关于博组客的书籍

四、博组客奥马哈系统简介

奥马哈系统（ OMAHA System ）是经北美护理协会认证的一种标准化护理语言体系，用以描述和运作护理程序。该系统由美国奥马哈家访护士协会的 Karin S Martin 及其团队在 20 世纪 70 年代研发，香港理工大学黄金月教授及其团队对其进行翻译并应用于社区护理。该系统将病人的问题通过专业术语和代码系统分为 4 类，并制定了 75 种干预措施，分别由三种对象来实施。

奥马哈系统对问题的涵盖面广（包含环境、生理、心理、行为），参与护理角色明确（链接个人、家庭、社区），具有全面的护理干预方案（包含教育、治疗、个案管理、监测），并提供干预目标和成果在状态、认知、行为三个方面的能见度。

奥马哈系统的整合性护理计划涵盖了整个照护过程管理（图 14-4）。从照护需求评估、制定照护计划、过程管理和照护结果（阶段）评估，使提供居家照护的从业人员和机构有了强有力的专业工具，是社区照护走向职业化和专业化不可或缺的专业工具。

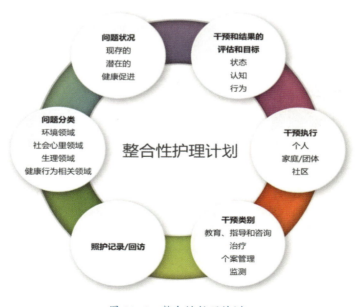

图 14-4　整合性护理计划

奥马哈系统的作用及框架结构如下。

（一）应用于多种场合

1. 奥马哈系统可以被广泛地运用在几乎各个种类的卫生服务系统内。

2. 不同种类的机构可以按照自身的愿景和策略选择不同的系统。

3. 国内的社区照护机构尚未使用。

（二）涵盖照护的整个过程

1. 其他国际分级体系 NANDA 或 ICF 等，大多仅涵盖照护过程的一部分。

2. 奥马哈系统涵盖照护的整个过程，可以从整个照护活动的一开始就非常全面地审视客户的状况和需求，和客户及其亲属一起制定想要达到的照护目标，并在整个照护过程中不断审视过程和结果，使得最终的结果可及和可控。

（三）为专业人员提供指导

1. 从广泛和整体的角度来看待整个照护过程。

2. 将采取的干预措施和干预的原因、想要达到的照护结果有逻辑地联结起来。

3. 使用浅显易懂的专业术语来制定照护计划，便于医疗护理员与客户进行沟通。

4. 为护士和医疗护理员在面对客户时提供"该做什么"的指导（弥补经验差距）。

（四）奥马哈系统的结构

奥马哈系统以问题解决方法为基础，由问题分类体系、干预体系、问题结局评价体系 3 部分组成（图 14-5）。

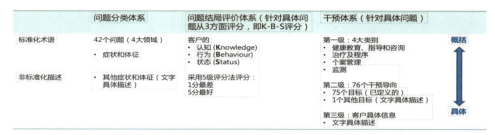

图 14-5 奥马哈系统的结构

（五）奥马哈系统的内容

奥马哈系统将问题进行分类，再对其进行结局评价，最终确定干预体系（图 14-6）。

42个问题			
环境领域（4） 收入 卫生 住宅 邻里/工作场所的安全 **心理社会领域（12）** 联络社区资源 社交 角色改变 人际关系 灵性 哀伤	精神健康 性 照顾/育儿 疏忽 虐待 成长和发育 **生理领域（18）** 听觉 视觉 说话和语言 口腔卫生 认知	疼痛 意识 皮肤 神经-肌肉-骨骼功能 呼吸 循环 消化-水合 排便功能 泌尿功能 生殖功能 怀孕 产后	传染/感染情况 **健康相关行为领域（8）** 营养 睡眠和休息型态 身体活动 个人照顾 物质滥用 计划生育 健康照顾督导 药物治疗方案

选定1个问题		
问题分类	**问题结局评价体系（KBS）**	**干预体系**
个人/家庭/社区	认知（1-5分）	类别（4）
现存的/潜在的/健康促进	行为（1-5分）	干预导向（75+1）
症状和体征	状态（1-5分）	客户具体信息

图 14-6 奥马哈系统的内容

（六）奥马哈系统的问题分类

奥马哈系统将问题分为环境领域、心理社会领域、生理领域、健康行为相关领域四大类（图 14-7）。

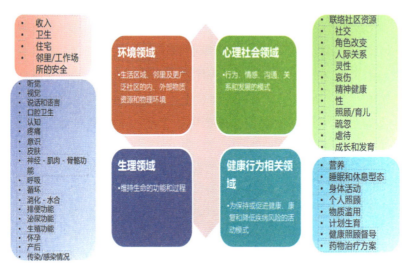

图 14-7　奥马哈系统的问题分类

（七）奥马哈系统的问题分类体系

奥马哈系统将问题根据参与护理角色和问题状况进行分类（图 14-8）。

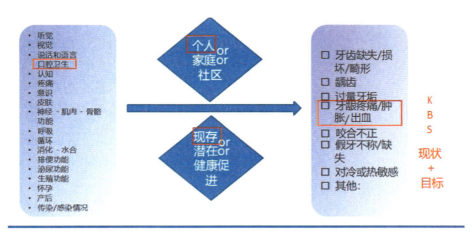

图 14-8　奥马哈系统的问题分类体系

五、博组客服务特色的基础——"洋葱"模型

该模型基于人类普遍需求，依托专业知识与技能，结合客户生活环境、人际关系及家人关系等，调整客户生活环境，确保其家人和朋友了解情况。该模型就像洋葱一样：最里层是客户群体；第二环由亲戚、家人构成联动网络；第三环则是社区社工和邻居；第四环是博组客的服务团队；第五环是保险公司、医院等（图 14-9）。

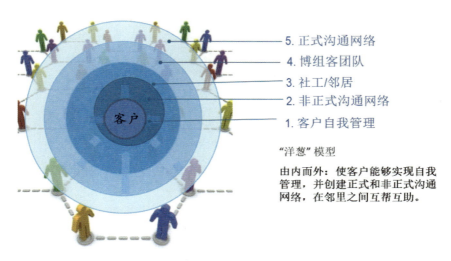

5. 正式沟通网络
4. 博组客团队
3. 社工/邻居
2. 非正式沟通网络
1. 客户自我管理

客户

"洋葱"模型

由内而外：使客户能够实现自我管理，并创建正式和非正式沟通网络，在邻里之间互帮互助。

图 14-9 博组客服务的"洋葱"模型

此模型从客户角度出发，由内向外工作，以建立具成本效益的照护模式和网络，共同支持改善老人独立自主生活能力和质量为目标。运用"洋葱"模型可以在成本优化的条件下，建立一个以老人为中心的照护网络。因为老人的配合、家属的支持和运用社区已有的资源，可以在极低的成本下，得到更多照护工作的支持，进而降低照护老人的成本。

第十五章　医疗护理员关怀

第一节　医疗护理员的职业生涯规划及展望

我国医疗护理员制度尚未完全落地落实，仍存在不少问题需要解决。随着人口老龄化问题的不断加剧，人们对医疗陪护服务的需求与日俱增。在护工需求越来越大的同时，护工佣金过高、专业化程度有限等问题也逐渐暴露，日益成为民生就医痛点。为解决护工行业出现的乱象与问题，近年来，国家卫生健康委发布了多个文件，推动医疗机构聘用医疗护理员。2019 年 7 月，国家卫生健康委等部委发布《关于加强医疗护理员培训和规范管理工作的通知》，提出聘用医疗护理员的医疗机构要建立相应的管理制度，提高服务水平，号召各地要积极创新政策措施，鼓励有条件的地区先行先试，探索建立医疗护理员分级管理机制，拓宽职业发展路径。

一、医疗护理员发展现状及政策导向

（一）以医疗护理员取代护工的必要性

1. 护工费用高昂，经济负担大。

在中国，护工的费用已经成为许多家庭的经济负担。人们对护工的个体需求越来越大，供不应求，导致了护工价格水涨船高。普通职工凭个人工资收入负担不起护工费，类似的情况，全国大多数地区或多或少存在。

2. 护工就职门槛低，专业化水平不足。

提供护工服务的家政公司对护工的招聘条件一般都设置得很宽泛，不限学历、无需相关经验，年龄最好是四五十岁，吃苦耐劳、手脚麻利即可。而护理工作看似简单，但在特殊场所服务特殊群体，实际上对专业性的要求很高。如

果没有专业知识储备，贸然开展护理工作，其实存在相当大的风险隐患。

3. 护工的职业操守问题令人担忧。

除去高额支出与专业性不足的问题，近年来，护工虐待患者的现象也屡见不鲜。病人喊了几次都不理，一有事就嫌麻烦数落病人，给不想吃饭的病人喂饭时强行撬开病人的嘴巴、用汤勺硬塞进去等，诸如此类事件，早已被各种渠道披露。护工品行不端，缺乏职业操守，很容易对患者造成身体与心理上的严重伤害。护工的职业操守问题，个人素质的高低，已经成为社会问题。

（二）医疗护理员相较于护工的优势

一是专业化水平更高。医疗护理员通常经过更为严格的培训和考核，不仅具备生活护理的能力，同时也具备一定的医学知识和技能，能够更好地协助医护人员进行患者的医疗护理工作。

二是职业更具稳定性。医疗护理员通常由医疗机构或专业家政公司统一调配和管理，工作相对稳定，不会因为患者的病情变化或家属的照顾能力改变而频繁变动。护工更多作为临时职业存在，相比之下，医疗护理员的职业专业度更高。

三是职业发展思路更加清晰。医疗护理员可以通过不断的学习和工作经验的积累，获得更高的职业资格和更好的薪酬待遇，职业发展路径更为清晰。就业前景与就业环境趋势也更加明朗。

四是社会认可度更高。医疗护理员作为医疗保健团队的重要成员，其社会认可度和受尊重程度与护工比相对较高，职业更具有吸引力，从业人数相对更加可观，更能满足社会需求。

（三）国家层面高度重视，大力推动医疗护理员职业化、专业化、标准化、规范化发展

为规范从业者的从业行为，引导职业教育培训的方向，为职业技能评价提供依据，2024 年 2 月 29 日，人力资源社会保障部办公厅国家卫生健康委员会办公厅关于颁布《医疗护理员国家职业标准的通知》（人社厅发〔2024〕21 号）

公布，同时采取了系列措施。

1. 合理转换过渡，补足人员缺口。

护工是一个庞大的社会群体，以医疗护理员取代护工，肯定会影响护工群体的就业与生计。而且短时间内，医疗护理员不可能补足被替代的护工的人员缺口，医疗护理员的数量一时难以满足社会需要，这就会引起严重的社会问题，所以需要一个合理的过渡期。把现有的护工群体进行"整编"，通过考试考核、培训上岗等方法，将护工群体改造成为医疗护理员似乎是一个不错的选择。这样的过渡能够减少护工岗位出现缺口，保证医疗护理员初期数量的同时，也能够解决相当一部分护工的生计问题，减小改革阻力。

2. 完善管理体系，规范管理标准。

推动医疗护理员取代护工，要保证其法制化、规范化。需要通过相关法律法规来制定和完善医疗护理员的职业资格认证、注册、培训、考核以及服务标准等规定，出台相关规范性文件，明确医疗护理员的工作职责、服务范围、操作规程，制定统一的职业标准服务规范，提高行业服务质量。以此来构建一体化的管理体系，有利于医院及服务机构的管理工作展开。

3. 推动信息化建设，健全监管体系。

推动医疗护理员取代护工，回应患者关切、取得患者的信任也十分关键，充分发挥医院现代信息技术，建立医疗护理员信息管理系统，实现对医疗护理员资质、培训、工作表现等方面的实时监控和管理，利用大数据建立健全医疗护理服务的监管体系，对医疗护理员的工作进行定期评估、建立投诉处理机制，全面反映医疗护理员综合素质能力的同时，确保医疗护理服务的安全性和有效性，解决患者及家属对医疗护理员个人素质的担忧问题，有效减少医患冲突的发生。

4. 加强宣传力度，增强社会认知。

在医疗机构和社会上加强对医疗护理员的宣传和推广，提高公众对医疗护理员工作的认识和尊重，也是推动医疗护理员制度落地的重要方面。可以通过媒体报道、社区教育活动、宣传片等形式，展示医疗护理员与护工相比的独特优势，让公众认识到他们的专业性和重要性。同时，鼓励社会各界对医疗护理员给予更多的关注和赞扬，树立他们的行业地位和社会形象。对于医疗护理员本身，也需要增强其自身的职业自信心和认同感。

5. 加强政策扶持，支持人才培养。

对于医疗护理员培养需要大量资源的问题，政府可以出台相应的财政补贴等优惠政策，对相关第三方公司进行税收减免，减小其财政压力，鼓励医疗机构、养老机构和社会资本投入到医疗护理员队伍的建设中。对于医院的护理员培养问题，可将符合条件的培训人员纳入医疗护理员职业培训补贴范围，对医疗护理员服务所需设施设备改造给予财政支持，根据人员数量对医院培训和使用护理员提供补助，降低医院培养成本。

6. 提高待遇保障，留住产业人才。

为留住产业人才，激励人才培养，可建立健全的职业发展支持体系和晋升机制，给予医疗护理员更多的职业发展机会和空间，提高他们的职业价值和社会地位。可以通过设立等级评定制度、专业技能培训和认证机制等方式，激励医疗护理员不断学习和提升自己的专业能力，实现职业晋升和个人成长。此外，为了更好地使医疗护理员劳有所得，保持工作积极性，可提高医疗护理员的工资水平和福利待遇，让他们获得与工作贡献相称的回报。可以通过合理调整工资薪酬结构、建立绩效考核和激励机制等方式，提高医疗护理员的收入水平和职业满意度。同时，要加强医疗护理员的职业保险、劳动保障和医疗保健等福利待遇，确保他们的生活质量和工作安全。

二、医疗护理员的职业生涯规划步骤和建议

医疗护理员的职业生涯规划是一个系统而复杂的过程，需要从多个方面进行全方位的考虑和设计。以下是详细的规划建议。

1. 自我认知与职业定位。

（1）医疗护理员需要对自己的兴趣、性格、价值观、技能等进行全面的认知和评估。

（2）明确自己的职业目标和发展方向，例如，是希望在医院从事照护工作还是社区照护，或者是在特定疾病领域（如老年人照护、养老院机构）等发展。

2.持续学习与培训。

（1）医疗护理员需要不断学习最新的医学护理知识和技术，以适应不断变化的医疗需求环境。

（2）参加由国家卫生健康委员会、人力资源和社会保障部等相关部门组织的培训项目，获取职业技能等级证书。

（3）定期参加技能培训和考核，提升专业素养和实操能力。

3.职业晋升与发展路径。

（1）医疗护理员可以通过积累工作经验和获得更高的职业资格来实现职业晋升。

（2）探索建立分级管理制度，拓宽职业发展路径，例如从初级护理员到高级护理员（五级/初级工、四级/中级工、三级/高级工、二级/技师、一级/高级技师的技能），再到管理岗位。

（3）考虑到人口老龄化和健康意识的提高，护理专业的需求也在不断增长，因此可以考虑向养老护理等新兴领域发展。

4.职业道德与综合素质提升。

（1）培养良好的职业道德和服务意识，注重患者的安全和隐私保护。

（2）提升综合素质，包括沟通能力、团队合作能力和应急处理能力。

（3）拓展国际视野，了解国内外先进的护理理念和技术。

5.定期评估与调整职业规划。

（1）定期对自己的职业生涯进行评估，根据实际情况和行业发展趋势调整职业规划。

（2）关注政府政策、医疗技术和人口统计学变化对护理需求的影响，及时调整职业发展方向。

通过以上步骤，医疗护理员可以更好地规划和发展自己的职业生涯，实现个人成长和职业目标，为患者提供更优质的照护服务。

第二节　医疗护理员心理干预的重要性与实践

在医疗领域，护理员作为患者康复的重要支持者，其心理健康状况不仅关乎个人福祉，更直接影响到医疗服务的质量和患者的治疗效果。随着医疗护理工作的日益繁重和复杂，护理员面临着巨大的心理压力，因此，实施有效的心理干预显得尤为重要。

一、医疗护理员心理压力的来源

1. 工作负荷大：医疗护理员需要全天候、高强度地工作，时刻关注患者的病情变化，确保治疗的及时性和准确性。这种高强度的劳动不仅消耗体力，更使人的精神长期处于紧绷状态。

2. 工作压力大：医疗护理工作要求极高的专业性和责任心，任何细微的差错都可能带来严重的后果。此外，面对生死离别、病痛折磨等场景，护理员的心理承受能力也面临巨大挑战。

3. 人际关系复杂：护理员需要与患者、家属、医生及同事等多方沟通协调，处理各种人际关系问题。有时，患者及家属的过高期望或误解，以及同事间的竞争与合作，都可能给护理员带来心理压力。

4. 职业要求增高：随着医疗技术的不断进步和患者需求的日益多样化，护理员需要不断学习和提升自己的专业技能和综合素质，以适应新的工作要求。这种持续的学习和压力也可能导致心理疲惫。

二、心理干预的必要性

1. 心理干预旨在帮助护理员缓解心理压力，提高心理适应能力，从而更好地履行工作职责，提升医疗服务质量。

2. 有效的心理干预能够降低心理疾病发生率：通过及时的疏导和干预，可以减少护理员因心理压力过大而引发的焦虑、抑郁等心理疾病。

3. 良好的心理状态有助于护理员更好地认识自己的工作价值，增强工作满意度和归属感。

护理员的积极心态和良好情绪能够传递给患者，增强患者的治疗信心和康复动力。

三、心理干预的实践策略

1. 建立心理支持体系：医院应成立专门的心理支持小组或部门，为护理员提供心理咨询、心理疏导等服务。同时，建立心理危机干预机制，确保在护理员遇到重大心理问题时能够得到及时有效的帮助。

2. 开展心理健康教育：定期举办心理健康教育讲座和培训，提高护理员对心理健康的认识和重视程度。通过传授心理调适技巧和方法，帮助护理员学会自我减压和情绪管理。

3. 优化工作环境：改善医院的工作环境，减少噪声、拥挤等不利因素，为护理员创造一个舒适、安静的工作氛围。同时，合理安排工作时间和班次，确保护理员有足够的休息和放松时间。

4. 加强团队建设：通过组织团队建设活动和集体心理辅导等方式，增强护理员之间的凝聚力和归属感。鼓励护理员相互支持、相互帮助，共同应对工作压力和挑战。

5. 关注个人需求：医院应关注护理员的个人需求和感受，及时了解他们的心理变化和困扰。通过谈心谈话、家访等方式，了解护理员的家庭和生活情况，为他们提供必要的帮助和支持。

总之，医疗护理员的心理干预是提升医疗服务质量、保障患者安全的重要环节。通过建立完善的心理支持体系、开展心理健康教育、优化工作环境、加强团队建设和关注个人需求等措施，可以有效缓解护理员的心理压力，提高他们的心理适应能力，为患者提供更加优质、高效的医疗服务。

参考文献

[1] 中华医学会呼吸病学分会哮喘学组. 支气管哮喘防治指南（2020年版）[J]. 中华结核和呼吸杂志，2020，43（12）：1023-1048.

[2] 尤黎明，吴瑛. 内科护理学：第七版 [M]. 北京：人民卫生出版社，2023.

[3] 张利岩，应岚. 医院护理员培训指导手册 [M]. 北京：人民卫生出版社，2018.

[4] 刘哲宁，杨芳宇. 精神科护理学 [M]. 北京：人民卫生出版社，2022.

[5] 胡秀英，肖惠敏. 老年护理学 [M]. 北京：人民卫生出版社，2022.

[6] 孙琳，沈纪川. 阿尔茨海默病患病情况国内外研究进展 [J]. 慢性病学杂志，2022，23（11）：1611-1614，1618.

[7] 付丛会，臧品，陈梅，等. 阿尔茨海默病患者睡眠障碍特点及其与医疗护理员负担的相关性研究 [J]. 阿尔茨海默病及相关病杂志，2024，7（2）：89-93，102.

[8] 徐筱璐，高素玉，史亚伟，等. 阿尔茨海默病患者口腔健康管理的研究进展 [J]. 护理管理杂志，2024，24（2）：115-119.

[9] 蒋玲，潘国庆. 阿尔茨海默病老人集束化护理干预效果研究 [J]. 长沙民政职业技术学院学报，2023，30（4）：24-27.

[10] 胡海燕，王佳美，石云菲. 阿尔茨海默病患者认知功能变化及护理进展 [J]. 现代医学与健康研究电子杂志，2023，7（16）：121-124.

[11] 刘思琴，罗斯莉，马莹，等. 阿尔茨海默病患者护理的最佳证据总结 [J]. 循证护理，2021，7（6）：727-733.

[12] 秦洺嫣. 阿尔茨海默症患者家属困境 [D]. 南京：南京大学，2021.

[13] 张娟，倪桂辰，桂小雨. 护士与医疗护理员共管模式对阿尔茨海默病患者跌倒预防的成效 [J]. 安徽卫生职业技术学院学报，2020，19（5）：153-154.

[14] 刘英啸. 轻度失智老人居家照护系统设计研究 [D]. 成都：西南交通大学，2020.

[15] 中华医学会神经病学分会. 中华医学会神经病学分会脑血管病学组. 中国急性缺血性脑卒中诊治指南（2018）[J]. 中华神经科杂志，2018，51（9）：

666-682.

[16]林允照.常见老年疾病的管理与康复[M].杭州：浙江工商大学出版社，2019.

[17]候晓霞.老年常见病的预防与照护[M].北京：北京大学医学出版社，2013.

[18]李小寒，尚少梅.基础护理学：第七版[M].北京：人民卫生出版社，2022.

[19]杨莘，霍春暖，张琳琪，等.医疗护理员[M].北京：人民卫生出版社，2022.

[20]曾铁英，陈凤菊.安宁疗护症状管理实践[M].北京：人民卫生出版社，2023.

[21]陆柳雪，邓益斌，伟素雨.图说居家照护[M].陕西：陕西科学技术出版社，2024.

[22]高云，黄守群.医疗护理员照护教程[M].北京：化学工业出版社，2020.

[23]霍晓川，高峰.急性缺血性卒中血管内治疗中国指南（2023）[J].中国卒中杂志，2023，18(6)：684-711.

[24]谌永毅，刘翔宇.安宁疗护专科护理[M].北京：人民卫生出版社，2020.

[25]谌永毅，旭英.安宁疗护护理工作标准流程指引[M].北京：人民卫生出版社，2021.

[26]陆宁.安宁照护[M].重庆：重庆大学出版社，2023.

[27]李新萍，江锦芳，蒋争艳，等.基础照护知识与技能[M].北京：经济管理出版社，2023.

附 录 公司简介

新生活

中文名称：广西新生活医养健康服务股份有限公司（以下简称"广西新生活公司"）。

英文名称：Guangxi Newlife Healthcare Service Co.，Ltd

公司精神：怀大爱心 做小事情（Do little things with great love）

品牌定位：后勤大管家 生活小管家

战略方针：品牌引领 人才驱动 专业引擎 创新发展

品牌使命：致力于做城市文明的建设者，提升员工的幸福感。

公司愿景：长青新生活。

价值观（文化核心）：爱与成长。

服务宗旨：急客户之所急，想客户之所想。

服务口号：您需要，我就在！

简介

广西新生活公司成立于 2002 年，以坚持长期主义、成为长青企业为愿景，致力于做城市文明建设者、提升员工的幸福感为使命，以标准化、规范化、专业化的后勤服务保障为医院、学校、部队、企事业单位提供智慧化现代综合管理服务。

2015 年，广西新生活后勤服务管理股份有限公司挂牌新三板资本市场，2022 年 5 月，成功进入创新层，证券简称"新生活"，股票代码"834781"。2023 年，广西新生活公司正式更名为广西新生活医养健康服务股份有限公司，以"三度新生活"舒心物业、"爱护宁"专业照护和"刚刚好你在"健康餐饮等品牌的创新领航，全面聚焦医养健康事业发展，同时自主办学建立爱护宁培训学校，为行业输送优秀专业人才。

栉风沐雨，向阳而生，广西新生活公司一直坚持履行社会责任，践行"怀大爱心，做小事情"的公司精神，秉承爱心、耐心与良心，为用户提供优质服务，创新管理，稳健发展，已成为现代服务业冉冉升起的璀璨新星！

特蕾莎修女精神：

2004 年，公司组织管理层学习《怀大爱心，做小事情》书籍之后，新生活人皆被特蕾莎修女的博爱所感动，新生活开始倡导"怀大爱心，做小事情"的公司精神。特蕾莎修女是 1979 年诺贝尔和平奖获得者，是世界著名的慈善工作者。她把一切都献给了需要帮助的人；她以博爱的精神，默默地关注着贫穷的人，使他们感受到尊重、关怀和爱。特蕾莎修女没有高深的哲理，只用诚恳而有行动的爱来医治人类的病源。她个人的善，跟全人类的善，达到了平衡与协调。结合公司从事的后勤服务行业及公司所倡导的服务理念和组织文化，新生活人对公司精神做了提炼，希望员工能心怀大爱，去做每一份平凡而艰苦的工作。

公司荣誉

* 第九至十一届中国医院建设十佳运营服务供应商

* 全国医院后勤企业服务先进企业

* 全国医院后勤管理创新先进企业

* 企业综合信用等级 AAA 级单位

* 中国十佳学习型企业

* 新三板最具有价值投资百强奖

* 广西首家后勤服务业标准化示范单位

* 广西"万企帮万村"精准扶贫行动新进民营企业

* 广西壮族自治区"守合同重信用"公示企业名单

* 纳税信用"7 连 A 企业"

* ISO14001 环境管理体系认证

* ISO45001 职业健康安全管理体系认证

* ISO9001 质量管理体系认证

＊ISO/IEC27001 信息安全管理体系认证

＊第五届南宁市市长质量奖提名奖

＊2023 年南宁工人先锋号

＊2023 年南宁工人先锋岗

＊柳州市"工人先锋号"

＊南宁市厂务公开示范单位

爱护宁

简介

2019 年公司的护工服务升级为"爱护宁"全生命周期照护服务品牌，是新生活细分的专业子品牌，以"照顾好您和家人，让您奋斗无忧""您需要，我就在"为品牌理念，将"袋鼠妈妈"作为产品形象，业务定位医院专业生活照护服务及医养健康服务平台打造，以"满足服务对象全生命周期的服务需求"为目标追求，为用户提供贴心、温厚的亲情照护服务。

品牌使命：致力于做城市文明的建设者，提升员工的幸福感。

品牌口号：您需要，我就在。

品牌宣言：爱与陪伴，照护无忧。

品牌标识：温厚，意指温暖厚重。

"温"：服务具有亲和力，传递温馨感，令患者感受到贴心。"厚"：服务体现专业，传递安全感，令患者感受到可靠。

吉祥物形象：袋鼠，寓意给用户全方位的贴心照护和安全感。

居家照护：爱护宁社区居家照护是广西新生活与荷兰博组客合资成立的一家专业医养健康服务机构，旨在建立一个以更低成本传递更高护理质量的社区和居家护理养老创新模式，长期为政府节省老年护理的支出，提升服务的效率，同时，借助国外的成功模式和最佳实践，建立一个智能化、数据驱动、高能见度、医养结合的服务平台，为实现《南宁市大健康产业发展"十四五"规划》的目标贡献力量。